Markus Müschenich

55 Gründe, Arzt zu werden

Markus Müschenich

# 55 Gründe, Arzt zu werden

MURMANN

Dieses Buch wurde klimaneutral produziert.

ClimatePartner°
klimaneutral
Druck | ID: 53248-1208-1001

MIX
Papier aus verantwortungsvollen Quellen
FSC
www.fsc.org
FSC® C014496

Bibliografische Information der Deutschen Nationalbibliothek

Die Deutsche Nationalbibliothek verzeichnet diese Publikation in der Deutschen Nationalbibliografie; detaillierte bibliografische Daten sind im Internet über http://dnb.d-nb.de abrufbar.

ISBN 978-3-86774-213-9



Umschlaggestaltung: Groothuis, Lohfert, Consorten, Hamburg | glcons.de
Titelbild: © dieKLEINERT.de, Mathias Dietze
Illustrationen: Florian Zietz, Hamburg
Herstellung: Das Herstellungsbüro, Hamburg
Gesetzt aus der Minion
Druck und Bindung: GGP Media GmbH, Pößneck
Printed in Germany

**Besuchen Sie uns im Internet: www.murmann-verlag.de**

Ihre Meinung zu diesem Buch interessiert uns!
Zuschriften bitte an **info@murmann-verlag.de**

Den Newsletter des Murmann Verlages können Sie anfordern unter
**newsletter@murmann-verlag.de**

# Inhalt

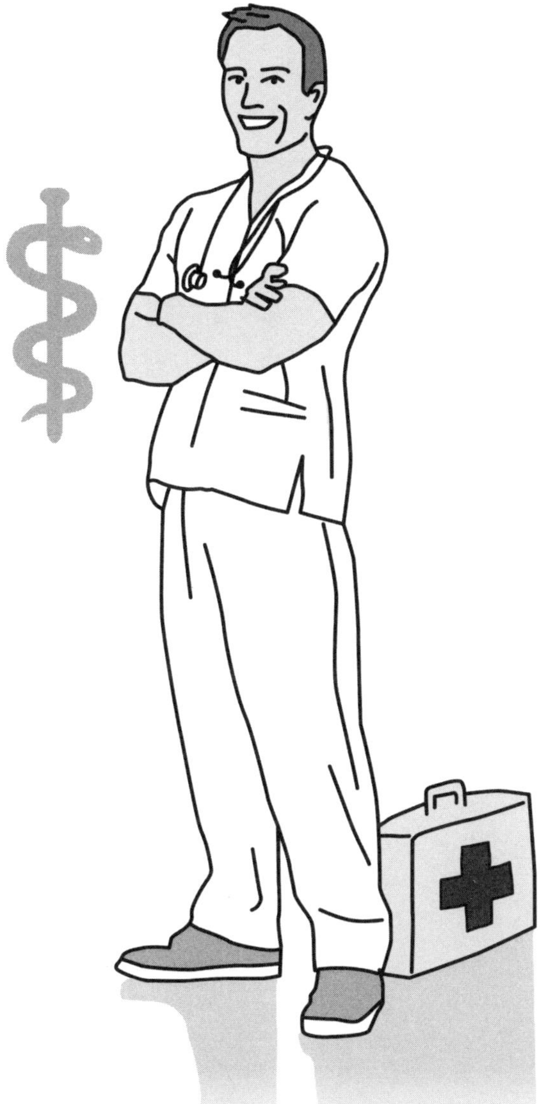

# Vorwort

## Die Wiedergeburt eines Traumberufs

Ich bin Arzt und liebe meinen Beruf. Schon sehr früh stand für mich fest, dass ich Arzt werden will, eine Entscheidung, die ich bis heute keine Sekunde lang bereut habe. Ich gehörte zu den Glücklichen, die in den Genuss gekommen sind, Medizin – die mit Abstand teuerste Hochschulausbildung überhaupt – studieren zu können. So kann ich heute in einem Beruf arbeiten, der zu den sichersten und vielfältigsten Tätigkeiten gehört. Ich bin meiner Berufung gefolgt, war bereit, Verantwortung zu übernehmen, und habe auf diese Art meinen Traumjob gefunden.

Es gibt für mich keinen schöneren Beruf als den des Arztes. Daher wundert es mich nicht, dass viele junge Menschen davon träumen, Arzt zu werden. An dieser Stelle sei kurz erwähnt: Um Ihnen die Lektüre des Buchs zu erleichtern, sind die Formulierungen größtenteils geschlechtsneutral. Wenn im Folgenden vom Arzt die Rede ist, meine ich selbstverständlich immer auch die Ärztin, zumal die Mehrheit der Ärzteschaft inzwischen weiblich ist.

Im Wintersemester 2011/2012 bewarben sich knapp 45 000 junge Menschen um einen der 8753 Studienplätze, was bedeutete, dass selbst Bewerber mit Einserabitur die Enttäuschung einer Ablehnung hinnehmen mussten. Von nicht wenigen werden sogar jahrelange Warteschleifen in Kauf genommen, um bloß irgendwann doch den gewünschten Studienplatz zu erhalten.

Warum also für einen Beruf werben, der so begehrt ist wie kein anderer? Die Antwort ist einfach: Ich möchte mich mit diesem Buch gegen den Zeitgeist und die scheinbar unvermeidlichen Untergangsszenarien zum einst so stolzen Berufsstand stellen. Wer heute behauptet, dass Arztsein Spaß macht und Erfüllung bringt, stößt weitgehend auf Kopfschütteln, erntet Spott oder blanken Zynismus. Wo immer die Rede auf den Arztberuf kommt, hört man kuriose, deprimierende oder erschreckende Geschichten. Zahllos die Medienberichte über Hygieneskandale, unnötige Operationen, Patienten-Abzocke durch überflüssige, privat zu bezahlende Leistungen, verlassene Landarztpraxen oder machtgierige Krankenhauskonzerne. Die öffentliche Demontage der gesamten Ärzteschaft bleibt nicht ohne Wirkung auf die Patienten. Das Misstrauen gegenüber den Ärzten wächst, über mögliche Krankheiten informiert man sich heute lieber zuerst im Internet, bevor man die Meinung des Hausarztes einholt. Alternative, darunter durchaus auch zweifelhafte Heilmethoden stehen unter anderem deshalb so hoch im Kurs, weil es, so die verbreitete Ansicht, in der sogenannten Schulmedizin an der nötigen Sorgfalt mangelt – von ganzheitlicher Behandlung ganz zu schweigen – und stattdessen die Kranken nur verwaltet und eiskalt durchgeschleust werden. Die Ärzteschaft selbst sieht sich zunehmend als Spielball des Gesundheitssystems, als hilfloser Akteur zwischen den Ansprüchen der Patienten, der Krankenkassen und der Politik. Ärzte beklagen die Beschneidung ihrer Autonomie, die massiven externen Kontrollen, die exorbitante Zunahme berufsfremder Verwaltungstätigkeiten und die stetig knapperen Kassen. Resignation und Ohnmacht greifen um sich und rauben den Kollegen die Begeisterung für ihren Beruf. Die Angst vor der Zukunft ist groß. Laut einer Umfrage der *Ärztezeitung* sehen sich die meisten der befragten Ärzte schon im Jahr 2020 nicht mehr in der Rolle des vertrauensvollen Therapeuten, sondern in der des strikt kalkulierenden Gesundheitsmanagers und gefühlskalt operierenden Gesundheitsbürokraten.

»Lasst bloß die Finger vom Medizinstudium, sonst droht euch eine düstere Zukunft.« Muss man als verantwortlicher Arzt diese Warnung den Tausenden von Bewerbern um einen Medizin-Studienplatz zurufen? Ich sage Nein! Mich regt das Lamentieren, die Schwarzmalerei auf. Erstens wird der ärztliche Berufsstand maßlos schlechtgeredet, zweitens wird mit der Demontage der Ärzteschaft jener Idealismus und Tatendrang unterhöhlt, den unser Gesundheitswesen braucht, um überhaupt zu funktionieren, und drittens verstellt das permanente Jammern und Nörgeln nur den Blick nach vorn.

Ich schreibe dieses Buch also, weil ich junge Menschen dazu ermutigen möchte, Arzt zu werden – trotz aller Wehklagen über fehlende Freiräume, mangelnde Anerkennung und überbordende Bürokratie. Dieser Beruf bietet auch in Zukunft eine solche Fülle von Karrierechancen und Gestaltungsmöglichkeiten, dass keiner, der ernsthaft Arzt werden möchte, sich von bestehenden Problemen abschrecken lassen sollte.

Ich schreibe dieses Buch aber auch für die praktizierenden Kollegen – als Ausdruck der Wertschätzung ihrer so wichtigen Arbeit. Zweifellos ist das traditionelle Bild vom Arzt gewaltig aus den Fugen geraten. Einerseits soll er immer noch dem Ideal des kenntnisreichen, erfahrenen und vertrauenerweckenden Arztes entsprechen, andererseits wird die ärztliche Autorität und Handlungsfreiheit zunehmend in Frage gestellt. Nachweisbare Qualität der Leistung und wirtschaftliche Betriebsführung sind heutzutage Vorgaben, die Ärzte verpflichten, Behandlungsleitlinien zu befolgen, Budgetierungen einzuhalten und Transparenz zu schaffen. Auch wenn sie insbesondere den älteren Kollegen als lästig und unangenehm erscheinen mögen, sind sie doch notwendige Voraussetzung, um die Qualität der ärztlichen Versorgung auch in der Zukunft sicherzustellen angesichts einer immer höher spezialisierten Medizin, einer immer größer werdenden Zahl chronisch kranker Patienten und des Anspruchs an ein solidarisch finanziertes Gesundheitswesen.

Die Zeiten, in denen der Arzt sich als Autorität dem Patienten gegenüber gesehen hat, sind längst vorbei. Heute betrachten Ärzte sich als Dienstleister oder – besser – Anwalt der Patienten, der sie berät, Orientierung gibt und in Behandlungsentscheidungen einbindet. Heutige Patienten sind informiert, kennen sich aus, fordern optimale Leistung, wollen mitbestimmen und ernst genommen werden. Seitdem medizinisches Fachwissen im Internet für jedermann zur Verfügung steht, zeigen sich Patienten nicht nur über Krankheitsbilder informiert, sondern auch über die Qualität ärztlicher Leistung. Auf Bewertungsportalen kann jeder nachschauen, wie Arztpraxen und Krankenhäuser hinsichtlich der Wartezeiten, des Umgangs oder der Behandlungserfolge benotet werden, und auch daran stoßen sich viele Ärzte. Doch selbst wenn die Kritik der Ärzte am öffentlichen Bewertungssystem nicht durchgehend von der Hand zu weisen ist, wird sich die Ärzteschaft auch mit dieser Art von Transparenz arrangieren müssen. Verantwortung zu übernehmen heißt für den Arzt heutzutage, die eigene Arbeit jederzeit auf den Prüfstand stellen zu lassen.

Wie in allen anderen Arbeitsbereichen hat auch in der Medizin die Technologie die Arbeitsweise längst verändert. Schon in naher Zukunft wird medizinisches Wissen auf den Servern der Gesundheitswirtschaft und in der Software von Expertensystemen umfangreich zur Verfügung stehen. Der IBM-Supercomputer Watson braucht bereits heute kaum drei Sekunden, um aus 200 Millionen Seiten Fachliteratur die beste Therapie für einen schwerkranken Patienten zu ermitteln. Das Lehrbuchwissen des einzelnen Arztes wird in dieser »Konkurrenz« also gelinde gesagt nur noch sekundär von Bedeutung sein. Wo also ist ärztliche Kompetenz, die über eine leibhaftige Person vermittelt wird, künftig dann noch gefragt?

Es werden unverändert Ärzte gebraucht werden, die ein Gespür für die Bedürfnisse des Patienten entwickeln und ihnen als Lebensbegleiter und Problemlöser zur Seite stehen. Wenn der Arzt von morgen immer weniger an seinem exklusiven Lehrbuchwissen gemessen werden wird, verschafft das die Chance, sich wieder auf die primäre ärztliche Identität zu besinnen, die da heißt: Vertrauen zu schaffen, sich für den einzelnen Patienten einzusetzen wie auch für ein Gesundheitssystem, das den Patienten in den Mittelpunkt stellt.

Dieser Aufbruch in die Zukunft hat bereits begonnen: Quer durch das Gesundheitswesen werden verkrustete Strukturen aufgebrochen und neue Modelle geschaffen. Die ersten Krankenhäuser verzichten auf die streng hierarchische Chefarztpyramide und setzen lieber auf zeitgemäße Spezialisten-Netzwerke. Überstunden gehören zwar immer noch zum Medizineralltag, doch viele Krankenhäuser bieten ihren Ärzten inzwischen Arbeitszeitmodelle, die ihrem Privatleben ausreichend Raum lassen. Und immer mehr Kliniken befreien ihre Ärzte von bürokratischen Pflichten und stellen dafür speziell geschultes Personal ein. Auch für die niedergelassenen Ärzte wird Vernetzung und neue Aufgabenteilung ein wichtiger werdendes Thema. Inzwischen existieren viele neue Praxis-Kooperationsmodelle, in denen die einstmals stark eingeschränkte unternehmerische Freiheit der Ärzte vielfältig zur Entfaltung kommen kann. All denjenigen, denen der Arbeitsplatz in der Provinz attraktiv erscheint, wird inzwischen der rote Teppich ausgerollt. Ärztlichem Nachwuchs werden mit Fördergeldern, Studienbeihilfen oder freiem Wohnraum ländliche Regionen mehr als schmackhaft gemacht.

Generell ist ärztlicher Nachwuchs zurzeit eine Ressource, die immer knapper wird und deshalb immer heißer begehrt ist. Die ärztlichen Standesvertretungen melden beängstigende Zahlen: An deutschen Krankenhäusern und Kliniken sind laut einer Mitgliederbefragung der Klinikärztegewerkschaft Marburger Bund (2010) zwischen 6000 und 12 000 Arztstellen unbesetzt. Eine Arztzahlstudie von Bundesärztekammer und Kassenärztlicher Bundesvereinigung aus demselben Jahr hat ergeben: Bis zum Jahr 2020 müssen mehr als 51 774 Ärzte in der ambulanten Versorgung ersetzt werden.

Doch die mit dem wissenschaftlichen Fortschritt der vergangenen Jahrzehnte erreichten exzellenten medizinischen Versorgungsmöglichkeiten müssen auch in Zukunft erhalten werden. Denn in einer Gesellschaft, die immer älter wird, stehen die großen medizinischen Herausforderungen noch bevor – von der wirksamen Behandlung tödlicher Tumorerkrankungen über erfolgreiche Therapien für degenerative Hirnerkrankungen bis hin zur Prävention von Herz-Kreislauf-Krankheiten, Diabetes oder Rückenleiden. Für all diese Aufgaben braucht unser Land junge, einfühlsame, intelligente und begeisterte Ärzte. Wir brauchen ärztliche Kompetenzen und vor allem ärztliche Wertvorstellungen nicht nur in Kliniken und Praxen, sondern auch in der Forschung, im Management, bei den Krankenkassen, in Pharma- und Medizintechnikunternehmen, in der Politik, in den Medien, in Hilfsorganisationen, bei der Beratung der Gesundheitswirtschaft, kurz: überall dort, wo es um kranke Menschen geht.

Im Laufe meiner ärztlichen Berufslaufbahn habe ich das Gesundheitswesen von den verschiedensten Seiten kennengelernt. Die Arbeit der niedergelassenen Ärzte habe ich von klein auf in der Praxis meiner Mutter erlebt. Nach dem Medizinstudium absolvierte ich an der Uniklinik Düsseldorf meine Facharztweiterbildung zum Kinderarzt. In der Kinderonkologie habe ich gelernt, wie wichtig die vertrauensvolle Kommunikation und der sorgsame Umgang mit den Patienten sind. Junge Menschen davon zu überzeugen, sich für eine hochdosierte Chemotherapie oder eine verstümmelnde Operation zu entscheiden, von der man noch nicht einmal versprechen kann, dass sie Heilung bringt – das ist nur möglich, wenn vollstes Vertrauen gewonnen wird. Gelingt das nicht, hilft auch das beste medizinische Fachwissen nicht weiter. Kinder lassen sich nicht von Titeln oder langen Listen wissenschaftlicher Veröffentlichungen beeindrucken – sie spüren stattdessen die Liebe des Arztes zu seinem Beruf und zu seinen Patienten. Genau das macht gute Medizin aus, und nur so wird das Vertrauen zwischen Arzt und Patient zum wirksamen Bestandteil einer erfolgreichen Therapie.

Dass der Arztberuf alles andere als einfach und unbeschwerlich ist, im Gegenteil sogar lebensgefährlich sein kann, habe ich erlebt, als ich im libanesischen Bürgerkrieg in einem Krankenhaus in der Nähe von Beirut arbeitete. Hier habe ich aber auch erfahren, dass Medizin »made in Germany« international einen hohen Stellenwert besitzt und dass wir auf unsere Ausbildung und unser Gesundheitswesen durchaus stolz sein dürfen.

Als mich in den 1990er Jahren mein berufspolitisches Interesse als Vertreter der Liste der Jungen Ärzte in das Ärzteparlament der Ärztekammer Nordrhein brachte, bewegte die Ärzteschaft ein Problem, das heute kaum mehr nachvollziehbar ist: Für das Jahr 2000 rechnete man mit einer Ärzteschwemme und mit etwa 60 000 arbeitslosen Medizinern. Immerhin verzeichnete die Bundesanstalt für Arbeit im Januar 1997 fast 10 600 Ärzte ohne Job. Die Ärztekammer suchte fieberhaft nach neuen Beschäftigungsmöglichkeiten für Ärzte. Ich verfasste damals für die Ärztekammer Nordrhein das Manual »Alternative Berufsfelder für Ärztinnen und Ärzte«, in dem ein gutes Dutzend Möglichkeiten beschrieben wurde, wie Ärzte auch außerhalb von Klinik und Praxis erfolgreich sein können, sei es im Krankenhausmanagement, in der Unternehmensberatung oder in der Werbebranche. Für mich selbst war das der

Zeitpunkt, noch ein Postgraduiertenstudium Public Health aufzunehmen. Meine Masterarbeit beschäftigte sich mit Zukunftsforschung und strategischem Management. Ich beschrieb das Gesundheitssystem der Zukunft und hatte damit das Thema gefunden, das mich bis heute antreibt: die Entwicklung von Strategien auf der Basis von Zukunftsszenarien. Die Frage, die mich am meisten beschäftigt, ist, wie wir morgen und übermorgen dafür Sorge tragen können, dass unsere Patienten die bestmögliche medizinische Versorgung erhalten. Aus den Überlegungen dazu entstand *ConceptHospital*, ein Thinktank, der auch ungewöhnliche Szenarien für die Gesundheitsversorgung der Zukunft wie das Krankenhaus nach dem Leibarztprinzip oder die Arztpraxis im Supermarkt entwarf.

Zukunftsforschung, die Entwicklung von Szenarien und Visionen, strategische Frühaufklärung – im Gegensatz zur Industrie fristet das Nachdenken über die Welt von morgen im Gesundheitswesen noch ein Schattendasein. Doch ohne den systematischen Blick nach vorn, ohne kühne Visionen und mutige Strategien wird man dem Anspruch auf gute Medizin künftig nicht mehr gerecht werden können. Und so tut sich auch hier für junge Ärzte, die etwas bewegen möchten, ein spannendes und immens wichtiges Tätigkeitsfeld auf.

Mich führte mein Interesse an der Gestaltung der Zukunft noch während des Public-Health-Studiums als Management- und Strategieberater in verschiedene Unternehmensberatungen. Wie sieht das Krankenhaus der Zukunft aus? Welche Weichen müssen heute dafür gestellt werden? Auf welche gesellschaftlichen, ökonomischen und medizinischen Entwicklungen müssen sich Krankenhäuser einstellen? Solche Fragen standen im Mittelpunkt meiner damaligen Tätigkeit. Ich ging nach Berlin und wurde Referent des ärztlichen Direktors des Unfallkrankenhauses Berlin, das damals

als modernstes Krankenhaus Europas galt. Zwei Jahre später wurde ich Medizinvorstand des größten freigemeinnützigen Krankenhausträgers Berlins. Dort und einige Jahre später auch als Vorstand eines der größten privaten Klinikunternehmen Deutschlands konnte ich endlich zukunftsorientierte Strategien für die Weiterentwicklung von Krankenhäusern konkret umsetzen.

Ich bin überzeugt, dass das Gesundheitswesen von morgen ein ausgesprochen interessanter Arbeitsplatz für Ärzte sein wird. Man wird sich auf den ärztlichen Blick auf den Patienten zurückbesinnen, eine Medizin bieten, die mit den besten und modernsten Therapie- und Diagnosemethoden arbeitet. Das Krankenhaus von morgen wird zum hochvernetzten Gesundheitscampus werden, der dem Patienten alle notwendigen Leistungen bereitstellt. Über ambulante Satelliten, von medizinischen Versorgungszentren über mobile Pflegedienste, Physiotherapie-Praxen, Patientenhotels, Wellness- und Fitnessanlagen bis zu Apotheken und Sanitätshäusern, wird das gesamte Spektrum der Gesundheitsversorgung mittels intelligenter Technologien vernetzt werden. Die Abläufe für Arzt und Patienten werden so gestaltet sein, dass das vertrauensvolle Gespräch mit dem Patienten wieder einen angemessenen Raum einnehmen kann. Die digitale Vernetzung wird nicht nur im Krankenhaus, sondern im gesamten Gesundheitswesen die zentrale Rolle spielen. Wir werden ein wirklich vernetztes Gesundheitssystem haben, das Ärzten erlaubt, eine Medizin zu praktizieren, die so individuell, persönlich, intelligent, kooperativ, innovativ, effizient und zweckvoll ist wie niemals zuvor – und trotzdem bezahlbar bleibt. Der Aufbruch in diese neue Medizinwelt hat schon begonnen, und die Ärzte haben die große Chance, ein Teil davon zu sein und an ihrer Gestaltung mitzuwirken.

Mit diesem Buch möchte ich den Arztberuf in all seiner Vielfalt beleuchten und ihn als Profession und Berufung vorstellen, die eben nicht nur in den Naturwissenschaften verortet sind, sondern auch in der Philosophie, der Psychologie, der bildenden Kunst, der Musik und der Literatur. Ich möchte Ihnen bewusst machen, wie Ärzte die Welt bewegen – in der Vergangenheit, in der Gegenwart und in der Zukunft. Und ich möchte Ihnen zeigen, wie unglaublich facettenreich und spannend die Lebensaufgabe »Arzt« ist. Dieser Beruf ist kein Job wie jeder andere. Wer einmal Arzt geworden ist, bleibt immer Arzt und wird jederzeit wieder Arzt werden wollen. Mir schenkt dieser schönste Beruf der Welt seit vielen Jahren Freude, Befriedigung, Erfolg, Kraft und Glück.

*Dr. Markus Müschenich, im Juli 2012*

# 1 … weil Ärzte jeden Tag Leben retten

**Arzt sein heißt, Verantwortung für Menschenleben zu übernehmen. Diese Aufgabe ist extrem erfüllend und treibt gute Medizin voran.**

Wenn über die Nummer 112 ein Notruf in der Rettungsleitstelle eingeht, beginnt für den Notarzt ein Wettlauf gegen die Zeit – oft um Sekunden, die über ein Menschenleben entscheiden können. Schon auf dem Weg zum Einsatzort versucht der Arzt sich anhand der wenigen erhaltenen Informationen ein Bild zu machen von der Situation, die er vorfinden wird. Beim Eintreffen an der Unfallstelle gilt es, die Lage extrem schnell einzuschätzen und die bestmögliche Erstversorgung zu leisten. Im Rettungswagen auf der Fahrt zur nächsten Klinik überwacht der Notarzt den Zustand des Patienten und informiert die Kollegen in der Notaufnahme über seine Verdachtsdiagnose. Dort werden umgehend alle Vorbereitungen getroffen, um den Patienten ohne Zeitverzug weiterbehandeln zu können. Nicht immer gewinnt das Rettungsteam diesen Wettlauf, doch sind heute die Chancen, Leben zu retten, sehr groß – dank der flächendeckenden Notarztversorgung und des dichten Netzes von Rettungsleitstellen.

Noch vor wenigen Jahrzehnten kam für viele Menschen, die durch Unfälle, Verbrennungen, Herzinfarkt oder Schlaganfall in eine lebensbedrohliche Situation gerieten, jede medizinische Hilfe zu spät. Fuhren bis Anfang der 1970er Jahre doch ausschließlich

Sanitäter im Rettungswagen mit, die die Verunglückten und Verletzten lediglich schnellstmöglich ins nächste Krankenhaus bringen konnten. Dort erst setzte dann die eigentliche Notfallmedizin ein. Heute kommen Intensivmedizin und medizinisches Fachpersonal für Notfälle direkt zum Ort des Geschehens. In Deutschland gibt es derzeit 1100 Notarztstützpunkte und 80 Flugrettungszentren. So ist nahezu überall gewährleistet, dass zwischen dem abgesetzten Notruf und dem Eintreffen des Notarztes durchschnittlich weniger als elf Minuten vergehen. Bei jährlich über zwei Millionen Einsätzen leisten die Notfallmediziner professionelle Hilfe im Zeitraffer – nicht selten als Rettung in letzter Sekunde.

Notarzt kann nur werden, wer mindestens zweieinhalb Jahre Berufserfahrung nachweisen kann und im Rahmen der Fort- und Weiterbildung mindestens sechs Monate auf einer Intensivstation, in der Anästhesie oder in der Notaufnahme eines Krankenhauses gearbeitet hat. Dazu kommt die Teilnahme an mindestens 50 Notarzteinsätzen und eine erfolgreich abgelegte Abschlussprüfung bei der zuständigen Ärztekammer. Erst dann geht es zum ersten alleinverantwortlichen Notfalleinsatz.

**Ein Arzt sollte – egal in welcher Situation – Leben retten können.**

Ich selbst habe mehrere Jahre als Neugeborenen-Notarzt gearbeitet und kann nur jeden angehenden Facharzt ermutigen, eine Zusatzausbildung in der Notfallmedizin zu machen. Nicht nur, weil Notfallmedizin eine sehr anspruchsvolle und fundamentale ärztliche Aufgabe ist, sondern auch, weil der Alltag ganz schnell die Rolle des Notarztes abverlangen kann. Ein Arzt sollte – egal in welcher Situation – Leben retten können, also sollte es für ihn auch eine Art von innerer Verpflichtung sein, sich für Notfallsituationen ausbilden zu lassen.

Dabei weiß ich aus eigener Erfahrung, dass mit der Rettung von Menschenleben keinerlei heldenhafte Gefühle verbunden sind –

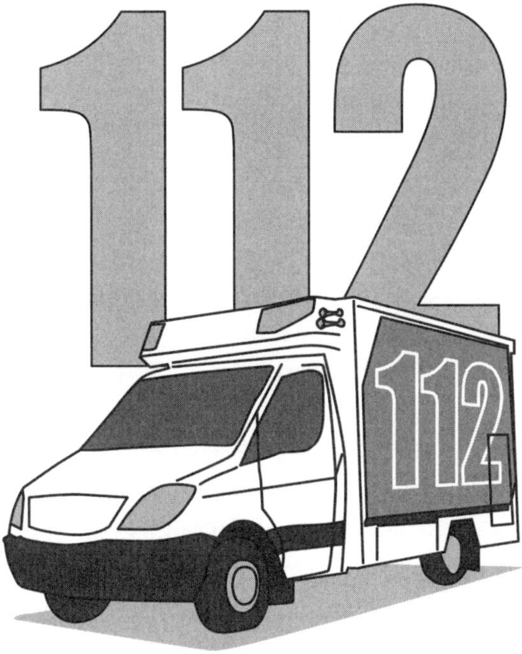


auch wenn man es von außen betrachtet meinen möchte. Wann immer ein Notfall glimpflich ausgegangen ist, habe ich nicht Stolz, sondern unglaubliche Erleichterung und Dankbarkeit empfunden. Umso schwieriger ist der Umgang mit einem nicht geglückten Notfalleinsatz. Lange Zeit mussten Ärzte mit Misserfolgen und der Frage, ob sie vielleicht hätten anders handeln sollen, allein klarkommen. Heute werden sie im Umgang mit solchen Fehlschlägen geschult und können sich bei Bedarf Unterstützung holen.

Zur ärztlichen Verantwortung für das Leben des Patienten gehört aber nicht nur der optimale Einsatz aller verfügbaren Medikamente und der modernsten Medizintechnik. Dazu gehört auch die Abwägung und Entscheidung, einen Notfalleinsatz nicht mehr fortzusetzen oder gar nicht erst zu beginnen. In einer klar aussichtslosen Situation kann es die Würde des Patienten gebieten, nichts mehr für ihn zu tun und sich stattdessen etwa voll und ganz den Angehörigen zuzuwenden.

Leben zu retten gehört als oberstes Prinzip natürlich zum Alltag aller Ärzte – auch in den Praxen und Krankenhäusern. Jeder verlorene Kampf um das Leben eines Patienten lässt die Hoffnung aufkeimen, dass die medizinischen Möglichkeiten morgen schon weiter reichen werden. Diese Hoffnung ist für viele Ärzte Antrieb, an solchen Verbesserungen persönlich mitzuwirken. Schon heute muss das resignierte Urteil »Da kann man nichts machen« nicht mehr so häufig ausgesprochen werden wie noch vor wenigen Jahrzehnten: Tumorerkrankungen, Herz- und Gefäßkrankheiten oder neurologische Erkrankungen sind inzwischen gut behandelbar, und selbst HIV-Patienten können mit entsprechenden Medikamenten ein weitgehend normales Leben führen. Der rasante medizinische Fortschritt wird es in nicht allzu ferner Zukunft sogar erlauben, lebensbedrohliche Situationen zu erkennen, bevor sie tatsächlich eintreten.

Computergestützte Frühwarnsysteme, die das ermöglichen, sind in einigen Intensivstationen schon in der Erprobung. Und vielleicht verhelfen uns innovative Technologien schon bald dazu, auch im häuslichen Umfeld – Stichwort »Ambient Assisted Living« – kritische Situationen wie zum Beispiel Stürze oder Bewusstlosigkeit bei älteren Menschen automatisch zu erfassen und Soforthilfe zu holen. Mit Unterstützung solcher technischen Neuerungen werden Ärzte immer bessere Chancen haben, Leben zu retten. Welcher andere Beruf kann diese Perspektive bieten!

# 2 ... weil Ärzte den Beruf mit dem höchsten Prestige haben

**Kein anderer Berufsstand genießt ein so hohes gesellschaftliches Ansehen wie die Ärzte. Nicht weil sie Helden in Weiß sind, sondern weil sie Menschen in Notlagen Angst und Sorgen nehmen.**

»Welche Berufe schätzen Sie am meisten, vor welchen Berufen haben Sie die meiste Achtung?« Seit 1966 macht das Institut für Demoskopie Allensbach in regelmäßigen Abständen Umfragen zum Ansehen ausgewählter Berufe. Und von Anfang an hält der Arztberuf unangefochten die Spitzenposition in diesem Prestigeranking: 2011 waren es 82 Prozent der Befragten, die den Ärzten und ihrer Arbeit ihre größte Anerkennung aussprachen. Krankenschwestern belegten mit 67 Prozent Platz zwei, an dritter Stelle wurden mit 42 Prozent die Lehrer genannt, gefolgt von Handwerkern, Ingenieuren und Professoren. Das Schlusslicht im Ansehen der Berufe bildeten mit jeweils nur 4 Prozent Banker und Fernsehmoderatoren.

Zwar ist das Bild vom Arzt als »Halbgott in Weiß« in der Öffentlichkeit entzaubert, und auch die Ärzteschaft sieht sich längst nicht mehr in der Rolle der Allwissenden und Unfehlbaren. Doch trotz dieses gewandelten Rollenbildes genießt der Arztberuf hohes

Ansehen, übrigens nicht nur bei den Deutschen, sondern, wie Umfragen zeigen, weltweit.

Das war historisch betrachtet nicht immer so. Im klassischen Griechenland genoss der ärztliche Stand zwar noch allerhöchste Wertschätzung, doch dann ging es erst einmal bergab mit dem Prestige: Wer im antiken Rom den Beruf des Arztes ausübte, gehörte keineswegs zur vornehmen Gesellschaft, sondern zum unfreien Stand der einfachen Handwerker. Ähnlich wie Köche oder

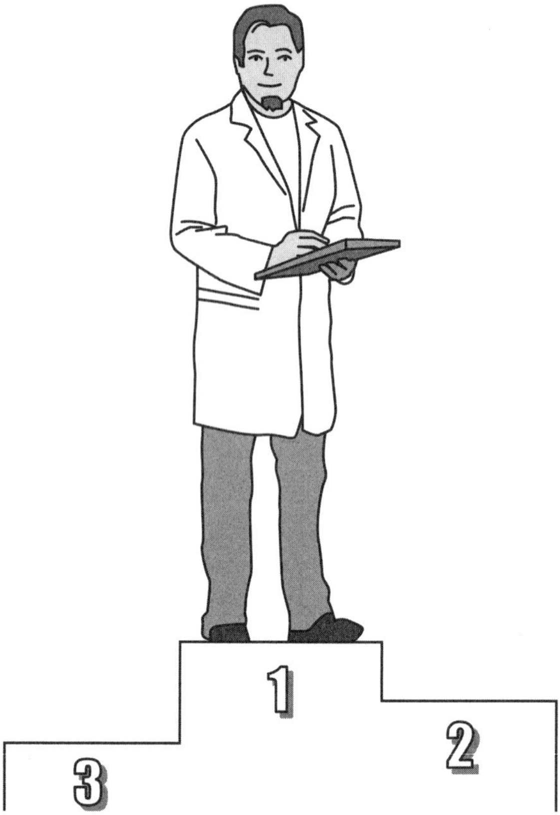

Pförtner waren Ärzte hochspezialisierte Sklaven, die zum Inventar der Herrenhäuser gehörten. Und damit befanden sie sich noch in vergleichsweise komfortabler Position. Denn folgt man Berthold von Regensburg, einem bekannten Prediger des 13. Jahrhunderts, und seiner Darstellung der mittelalterlichen Gesellschaftshierarchie, standen die Priester und der Papst zu dieser Zeit ganz oben, gefolgt von Mönchen, Handwerkern, Kaufleuten, Kleinhändlern und Bauern. Auf den vorletzten Rang hatte der fromme Chronist die Heilkundigen platziert, und die Chirurgen, damals Bader und Barbiere genannt, rangierten zusammen mit den Gauklern, Schauspielern und anderen »unehrlichen« Leuten auf der untersten Sprosse der gesellschaftlichen Leiter. Tiefer ging's also nicht mehr.

**Schon im klassischen Griechenland genoss der ärztliche Stand allerhöchstes Ansehen.**

Dieses katastrophal schlechte Ansehen hielt sich erstaunlich lange. Erst im Laufe des 19. Jahrhunderts setzte im Zuge des medizinischen Fortschritts eine Wandlung ein, und die Ärzte wurden als akademisch ausgebildete Gesundheitsexperten zum festen Bestandteil der gesellschaftlichen Elite. Und diese avancierte Position nehmen sie bis heute ein. Allerdings nicht, weil ihnen besonders viel Einfluss und Macht zugeschrieben würde, sondern weil kaum ein anderer Berufsstand in so direkter Weise Verantwortung für andere Menschen übernimmt wie der des Arztes. Die Patienten vertrauen dem Arzt ihr Wohlergehen, wenn nicht ihr Leben an und hoffen auf eine erfolgreiche Behandlung. Aber auch auf menschlichen Beistand in schwieriger Lage. Vom Arzt wird erwartet, dass er dem Patienten nicht nur die Schmerzen, sondern auch die Ängste nimmt und dessen Verletzlichkeit nicht ausnutzt. Diese Abhängigkeit verlangt nach einem ärztlichen Verhaltenskodex, der die Interessen und das Wohlbefinden der Patienten an oberste

Stelle setzt. Der Arzt betrachtet es als seine Profession, persönliche Belange jederzeit hintanzustellen zugunsten desjenigen, der seiner Hilfe bedarf. Diese ethische Richtschnur dürfte der wesentliche Grund dafür sein, warum der Arztberuf gesellschaftlich ein so hohes Ansehen genießt. Jeder Arzt sollte sich deshalb regelmäßig fragen, ob und wie er diesem anspruchsvollen Berufsbild auch tatsächlich gerecht werden kann.

Wenn ich das hervorragende gesellschaftliche Ansehen des Arztberufs als Grund nenne, ihn zu ergreifen, habe ich keinesfalls den »Glanz« dieser Rolle im Auge. Ich kannte Mitstudenten, die ihren Kittel und das Stethoskop ostentativ auf der Hutablage ihres Autos herumgefahren haben, um anderen zu imponieren. Ob das die richtige Einstellung für den Einstieg in den Arztberuf darstellt, darf wohl bezweifelt werden. Andererseits muss man die Bescheidenheit vielleicht nicht ganz so weit treiben wie der Ordinarius einer großen Universitätsklinik, der sich in einer Urlaubsgruppe als Vertreter eines Autokonzerns ausgab, um bloß nicht mit seinem Beruf aufzufallen. Als ein Kind kollabierte, leistete er erste Hilfe und antwortete auf die Frage, wo er gelernt habe, so professionell zu arbeiten: »Dafür gibt es bei meinem Arbeitgeber Kurse.«

Ich bin davon überzeugt, dass Ärzte das Vorrecht, eine der wichtigsten sozialen Aufgaben bei hoher gesellschaftlicher Anerkennung ausüben zu dürfen, am besten mit Bescheidenheit, Dankbarkeit und Demut annehmen sollten.

# 3 … weil Ärzte an den Grenzen des Lebens arbeiten und auf der richtigen Seite stehen

**Am Anfang und am Ende des Lebens brauchen Menschen eine spezielle medizinische Versorgung. Genau darauf sind Ärzte heute eingestellt.**

Noch vor kaum zwei Jahrhunderten fielen die existenziellsten menschlichen Ereignisse – Geburt und Tod – nicht in die Zuständigkeit von Ärzten. Wenn sich neues Leben ankündigte, holte man die Hebamme, wenn ein Mensch im Sterben lag, kam der Priester. Heute ist ärztliche Hilfe an beiden Lebenspolen unverzichtbar – auch weil der medizinische Fortschritt diese Grenzen des Lebens erheblich erweitert hat.

Jährlich etwa 60 000 Kinder kommen in Deutschland zum Teil weit vor dem errechneten Geburtstermin auf die Welt – schon ab der 25. Schwangerschaftswoche gelten Frühgeborene als überlebensfähig. Auch bei einem Geburtsgewicht von nicht einmal 500 Gramm können Eltern berechtigte Hoffnung haben, dass ihr Kind überleben wird. Die moderne Medizin ist in der Lage, die Lebenschancen zum Beispiel durch Unterstützung der Atmung, durch Infusionen für die Flüssigkeitsversorgung und durch ein Präparat, das die Stabilität der Lungenbläschen stärkt, deutlich zu erhöhen. Im günstigsten Fall geschieht die intensivmedizinische

Betreuung von Frühgeborenen in sogenannten Perinatalzentren. Dort arbeiten die Spezialisten – vom Gynäkologen über den als Neonatologen, Neuropädiater oder Kinderkardiologen hochspezialisierten Kinderarzt bis zum Kinderchirurgen – bei Diagnose und Therapie eng zusammen. Die stetige Weiterentwicklung der Medizin macht es möglich, die Sterblichkeit bei Frühgeborenen immer weiter zu senken. Wo erforderlich, beginnt die Behandlung bereits beim ungeborenen Fötus.

**Ob Frühgeburten oder Hochbetagte – Ärzte leisten Hilfe zum Leben.**

Bluttransfusionen sind heute schon vor der Geburt möglich, ebenso die Stabilisierung der Herzleistung durch Medikamente, und selbst Fehlbildungen des Fötus können bereits in der Gebärmutter operativ behoben werden. Dabei arbeiten die Ärzte mit winzigen Geräten, die durch wenige Millimeter dünne Röhrchen zum Ungeborenen vorgebracht werden. Mit dieser filigranen Technik lässt sich etwa der sogenannte »offene Rücken« (Spina bifida) operieren, eine Fehlbildung der Wirbelsäule und des Rückenmarks, die zu Querschnittslähmungen oder zum Wasserkopf führen kann. Mit Hilfe der vorgeburtlichen Chirurgie wird der Kampf um das Überleben noch erfolgreicher geführt werden können. Dieses Handeln in Grenzsituationen zwischen Leben und Tod ist und bleibt faszinierend – aber eben auch eine ethische Gratwanderung, bei der die Würde des Menschen und der Respekt vor den Grenzen des Lebens höchste Priorität haben müssen.

Gleiches gilt auch für die heutigen medizinischen Behandlungsmöglichkeiten im hohen Alter. Es ist noch nicht allzu lange her, da bedeutete ein Klinikaufenthalt für ältere Patienten den Anfang vom nahenden Ende. Die Erfolgsaussichten von größeren Operationen bei hochbetagten und schwer kranken Patienten waren noch deutlich begrenzt, die Eingriffe galten als nicht mehr zumutbar. Im Verlauf von weniger als 20 Jahren hat sich die Zahl der Eingriffe am Herzen bei über 70-Jährigen verdoppelt, bei über 80-Jährigen sogar verfünffacht. Der lebensrettende Ersatz von verkalkten Herzklappen etwa kann dank schonender Behandlungsmethoden selbst bei über 90-Jährigen vorgenommen werden. Die sogenannte Transkatheter-Aortenklappenimplantation, eine minimalinvasive Operationsmethode, dauert im Gegensatz zu herkömmlichen Verfahren kaum eine Stunde. Die Patienten bekommen nur eine leichte Narkose und sind schon nach zwei bis drei Tagen wieder auf den Beinen. Für alte Menschen ist das besonders wichtig, denn längere Bettlägerigkeit führt bei ihnen oft zu Folgeerkrankungen. Nach spätestens fünf Tagen können die Patienten wieder nach Hause gehen, mit neuem Lebensmut und einem immensen Zugewinn an körperlicher und geistiger Leistungsfähigkeit.

Doch was können Ärzte tun, wenn ihre Patienten gleichzeitig an zehn oder mehr Krankheiten leiden? Diese Frage stellt sich Medizinern immer öfter, denn heute leidet mehr als die Hälfte aller Krankenhauspatienten an einer alterstypischen Multimorbidität. Die Antwort auf dieses Phänomen gaben Ärzte mit der Entwicklung der Geriatrie – der Fachdisziplin, die Alter, Biografie und Diagnosen in einen neuen Zusammenhang stellt, um Gesundheit und Lebensqualität in Einklang zu bringen.

**Selbst 90-jährige Herzen können heute operiert werden.**

Geriatrische Abteilungen gibt es mittlerweile in vielen Krankenhäusern. Bei schweren Erkrankungen, Operationen oder Unfällen werden Patienten dort von Anfang an altersmedizinisch betreut. In enger Abstimmung entwickeln spezialisierte Ärzte, Physiotherapeuten, Ergotherapeuten, Pflegekräfte, Psychologen und Sozialarbeiter ein individuelles Behandlungskonzept, bei dem in besonderem Maße die Wünsche des Patienten und der Angehörigen berücksichtigt werden können.

Dies bedeutet auch, dass sich der Tagesablauf trotz Hightechmedizin am häuslichen Alltag orientiert und die Patienten ihr Bett möglichst nur zu Ruhe- und Schlafenszeiten aufsuchen. Oberstes Behandlungsziel dabei ist immer, ihnen trotz chronischer Krankheit oder Behinderung ein größtmögliches Maß an Autonomie und Lebensqualität mitzugeben.

**Für die »richtigen Entscheidungen« an den Grenzen des Lebens gibt es immer mehr Ärzte in »Ethikkomitees«.**

Die moderne Altersmedizin investiert in die Selbstständigkeit der Älteren und vermeidet Drehtürmedizin – ein Gewinn für die Patienten und das Gesundheitssystem.

Und auch in der unwiderruflich letzten Phase des Lebens bleiben die Menschen nicht ohne ärztliche Begleitung. Den Ärzten, die sich auf die Palliativmedizin spezialisiert haben, geht es nicht um die Verlängerung der Lebenszeit um jeden Preis, sondern darum, den Wünschen, Vorstellungen und dem Befinden von todkranken Menschen jeden Alters gerecht zu werden. »Pallium« kommt aus dem Lateinischen und bedeutet »Mantel«. Palliative ärztliche Betreuung hüllt den Patienten wie in einen Mantel ein, um ihn in seinem letzten Lebensabschnitt vor Schmerzen und Angst zu schützen. Eine solche professionelle Sterbebegleitung umfasst die Medikamentengabe ebenso wie den psychologischen Beistand. Den leisten in Krankenhäusern unter anderem Psychoonkologen, die speziell für die Arbeit mit Krebspatienten ausgebildet sind. Ihre Medizin ist das Zuhören, sie helfen den schwerstkranken Patienten, ihr Leben bis zuletzt als lebenswert zu empfinden.

Für Ärzte, die an den Grenzen des Lebens arbeiten, gilt ein Gebot der Heilkunst mehr als irgendwo sonst: Medizin ist für den Menschen da und nicht der Mensch für die Medizin. Diese Grenze darf niemals überschritten werden.

# 4 … weil Ärzte praktisch immer einen Doktortitel haben

**Die Doktorarbeit parallel zum Studium zu machen ist bei den Medizinern die Regel.**

Nicht nur im Deutschen wird »Doktor« als Synonym für Arzt gebraucht: Kein Mensch fragt den Herrn Arzt um Rat, wohl aber den Herrn Doktor. In vielen Ländern erwerben Ärzte ihren Doktorgrad automatisch mit dem Staatsexamen als sogenanntes Berufsdoktorat, das sich vom Forschungsdoktorat unterscheidet. Weder der amerikanische »medical doctor«, kurz M.D., noch der italienische »dottore« müssen zwingend promoviert haben, um ihren Doktortitel rechtmäßig zu führen. Nicht so in Deutschland. Hier dürfen Ärzte ohne Promotion zwar praktizieren, nicht aber den Doktortitel führen.

In keinem anderen Studienfach in Deutschland gibt es so viele Promotionsabschlüsse wie bei den Medizinern: 80 Prozent aller Medizinstudierenden machen ihren Doktor. Zum Vergleich: Bei den Biologen sind es 53 Prozent, bei den Ingenieurs- und Rechtswissenschaftlern nur etwa 10 Prozent. Die medizinischen Fakultäten vergeben jährlich rund 7300 Doktortitel, so viel wie sämtliche Fakultäten der Juristen, Ingenieure, Geistes- und Wirtschaftswissenschaftler zusammen. Kein Wunder also, dass die am häufigsten vergebenen Doktortitel Dr. med., Dr. med. dent. und Dr. med. vet. lauten.

Im Gegensatz zu allen anderen Studienfächern promovieren Medizinstudenten meistens nicht nach, sondern während des Studiums und brauchen für ihre Doktorarbeit in der Regel nicht länger als zwei oder drei Jahre. In fast allen anderen wissenschaftlichen Disziplinen ist der Erwerb des Doktortitels vom Studium völlig losgelöst und deshalb eine langwierigere und aufwendigere Angelegenheit. Bei Medizinern hingegen ist die Promotion quasi ins Studium eingebaut. Die meisten von ihnen suchen sich bereits kurz nach der ersten Hälfte des Studiums einen Doktorvater, und oft sind sie mit der ersten Version der Dissertation bis zum zweiten Staatsexamen fertig. Gelegentlich wird dieser straffen Organisation der Promotion wissenschaftliche Oberflächlichkeit nachgesagt, böse Zungen reden gar von »Flachforschern« oder »Dr. med. Dünnbrettbohrer«. Doch diese Kritik ist unberechtigt und unnötig. Das wissenschaftliche Gesellenstück der Medizinstudenten ist den Dissertationen anderer Fachbereiche nicht prinzipiell unterlegen. Jede Doktorarbeit behandelt eine bis dahin nicht untersuchte Fragestellung, und jeder Doktorand darf zu Recht für sich in Anspruch nehmen, dass er als Wissenschaftler gearbeitet und mindestens einen kleinen Beitrag zum medizinischen Fortschritt geleistet hat.

**Jede Doktorarbeit ist ein Beitrag zum medizinischen Fortschritt.**

Dass der Zugang zur Promotion für angehende Ärzte einfacher gehalten ist und deshalb auch viel häufiger genutzt wird als in anderen Disziplinen, hat gute Gründe. Die moderne Medizin ist stark von der Forschung durchdrungen, deshalb müssen Ärzte, egal ob im Krankenhaus oder in der Praxis, die Instrumente und die Sprache der Wissenschaft verstehen und deuten können. Mediziner müssen ihre Behandlungsmethoden permanent auf den Prüfstand stellen und entscheiden, ob sie noch auf der Höhe des aktuellen

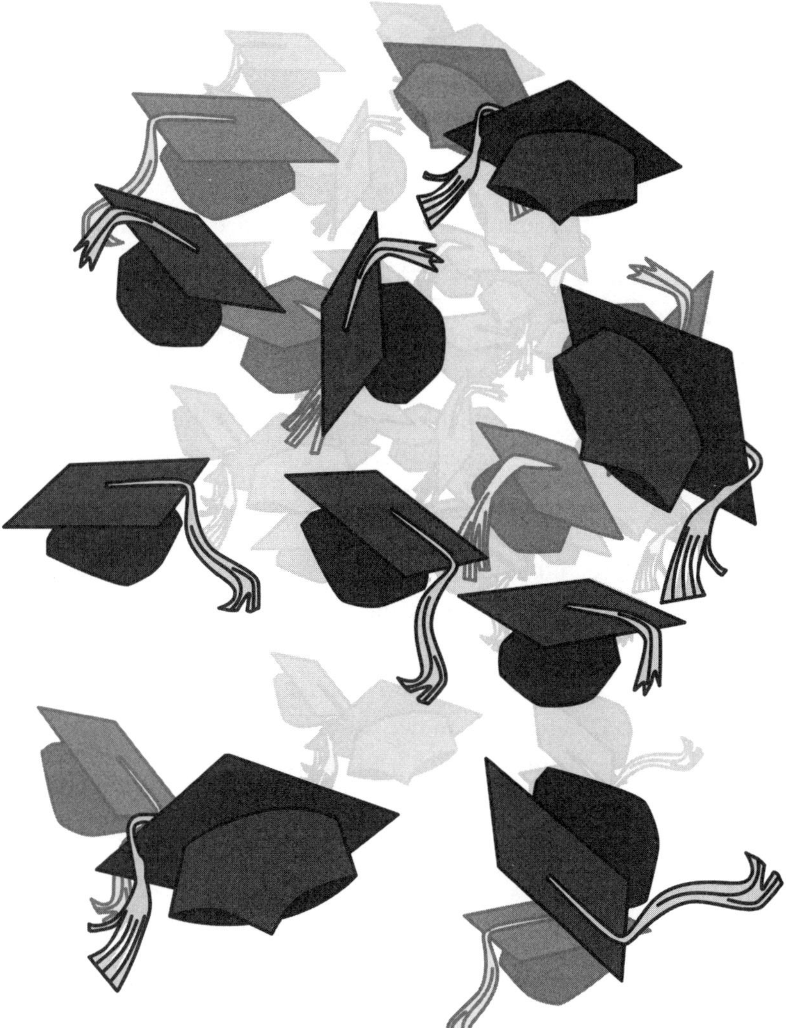

Forschungsstands sind. Auch lassen sich Studienergebnisse besser bewerten, wenn man selbst wissenschaftlich gearbeitet hat. Und natürlich ist der medizinische Doktortitel Voraussetzung nicht nur für die wissenschaftliche Karriere, sondern auch für viele Positionen an der Universität oder in der Industrie. Last, but not least gilt ein Arzt ohne Doktortitel bei dem einen oder anderen Patienten immer noch – völlig unbegründet – als weniger fähig als der »Herr Doktor«.

**Viele Promotionsordnungen fordern ausdrücklich »eigene Forschungsleistungen«.**

Bemerkenswert ist, dass im Gegensatz zu anderen Fächern beim Medizinstudium überdurchschnittlich viele weibliche Absolventen ihren Doktortitel machen. Während der Anteil der promovierten Frauen in anderen Fächern bei knapp 40 Prozent liegt, erreicht er im Studium der Humanmedizin fast 56 Prozent und in der Veterinärmedizin sogar fast 78 Prozent. Schließlich kann sich die medizinische Disziplin auch damit rühmen, die längste Tradition bei der Verleihung der Doktorwürde an Frauen zu haben. Die erste Frau, die in Deutschland überhaupt promovieren durfte, war Dorothea Erxleben. Anno 1754 legte sie an der Universität Halle mit großem Erfolg ihr Examen zum Doktor der Medizin ab.

# 5 ... weil Ärzte sich auf die spannendsten Fachrichtungen spezialisieren können

**Das Medizinstudium eröffnet eine ungeheure Vielfalt an Spezialisierungen, über die sich die berufliche Zukunft gezielt vorausplanen lässt.**

Je weiter der medizinische Fortschritt voranschreitet, desto größer wird die Bandbreite der fachärztlichen Spezialgebiete, Schwerpunktbezeichnungen und Zusatzweiterbildungen; 33 ärztliche Fachgebiete, mehr als 50 Facharztbezeichnungen und fast ebenso viele ergänzende Zusatzqualifikationen bieten sich den angehenden Ärzten zur Wahl. Die fachärztlichen Richtungen differenzieren sich in zahllose weitere Spezialbereiche und Zusatzweiterbildungen aus. So kann man nach der Weiterbildung zum Facharzt für Kinder- und Jugendmedizin etwa den Schwerpunkt Kinderonkologie wählen, sich also auf Krebserkrankungen bei Kindern spezialisieren. Oder man entscheidet sich für die Neonatologie und erwirbt spezielles Wissen für die Behandlung von Neu- und Frühgeborenen. Beliebt ist auch die Neuropädiatrie, die sich mit Nervenkrankheiten bei Kindern beschäftigt, oder die Kinderkardiologie, das Fachgebiet rund um die Erkrankungen des kindlichen

**Es gibt mehr als 50 Fachärzte – und da sind Tierärzte und Zahnärzte noch gar nicht dabei.**

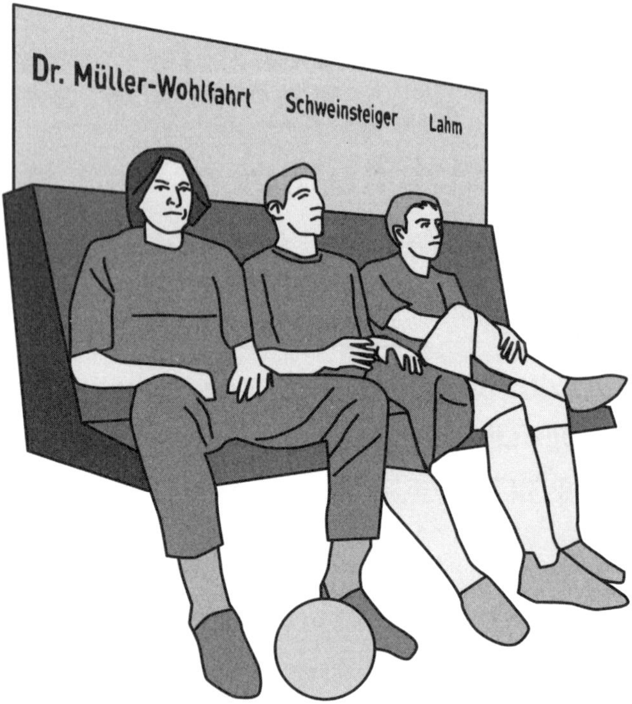


Herzens. Darüber hinaus gibt es in der Kindermedizin allein sechs Zusatzweiterbildungen, etwa die zum Kinderorthopäden oder zum Kinderrheumatologen, für die man sich entscheiden kann.

In den Weiterbildungsmöglichkeiten zum Facharzt spiegelt sich das ganze Spektrum der Patientengruppen, der Krankheitsbilder, der medizinischen Arbeitsbereiche und der verschiedenartigen ärztlichen Talente wider. Wer möglichst eng mit den Patienten arbeiten und eine oft lebenslange persönliche Beziehung zu ihnen aufbauen will, kann Facharzt für Allgemeinmedizin werden. Wer hingegen das Besondere schätzt und Krankheiten behandeln will, von denen weltweit nur eine Handvoll Menschen betroffen sind, wird Spezialist für seltene Krankheiten und arbeitet an klinischen

Instituten in enger Vernetzung mit internationalen Experten. Für alle, die nervenstark und zupackend sind, könnte die Weiterbildung zum Unfallchirurgen die richtige Wahl sein. Für Liebhaber der differenzierten Analyse von komplexen Zusammenhängen ist die Neurologie eine Option, interessiert man sich neben medizinischen auch für juristische Zusammenhänge und verfügt zudem über detektivisches Gespür, ist die Weiterbildung zum Facharzt für Rechtsmedizin angesagt. Den leidenschaftlichen Himmelsstürmern mag die Spezialisierung auf die Flugmedizin entgegenkommen, und die athletisch Begeisterten entscheiden sich vielleicht für die Sportmedizin. Und wer's exotisch mag, für den kann die Tropenmedizin reizvoll sein. Prävention steht für den Arbeitsmediziner, Umweltmediziner und Facharzt für Öffentliches Gesundheitswesen an erster Stelle, und mit der medizinischen Informatik wird man momentan sicherlich eine sehr zukunftsweisende Zusatzqualifikation wählen.

Wer dagegen vom Klinik- oder Praxisalltag nicht wirklich überzeugt ist, der hat die Möglichkeit, etwa in den Medizinjournalismus zu gehen, in den Bereich des Medizincontrollings, in die wirtschaftliche Beratung von Kliniken und Praxen oder in die Forschung und Entwicklung von Medikamenten und medizintechnischem Gerät.

Kaum vorstellbar, dass Ärzte vor kaum 150 Jahren als Generalisten alle Krankheiten und alle Patientengruppen behandelten. Erst gegen Ende des 19. Jahrhunderts keimte – ausgehend von den Hochschulen – das erste Spezialistentum auf: Zuerst gab es die Augenärzte als Spezialisten, dann folgten Ohrenärzte, Frauenärzte, Hautärzte und Chirurgen. Nach der Jahrhundertwende kamen die Nervenärzte, Kinderärzte, Urologen und Orthopäden hinzu. Als eigentliche Geburtsstunde des Facharztes gilt der Ärztetag in Bremen im Jahr 1924, auf dem erstmals »Leitsätze zu Facharztfragen« formuliert und dabei insgesamt 14 Fachgruppen aufgeführt wurden. Doch erst 1968 erließ der Deutsche Ärztetag in Wiesbaden eine umfangreiche Musterweiterbildungsordnung mit klaren Richtlinien für die Facharztbezeichnungen, Prüfungsordnungen und die Definition von fachärztlichen Teilgebieten.

**Im Internet kann man seine Karriere als Arzt vorab »simulieren«.**

Diese Musterweiterbildungsordnung der Bundesärztekammer, die inzwischen vielfach erweitert wurde, legt die Inhalte der Facharztweiterbildung sehr genau fest. Als angehender Facharzt arbeitet man in einer angemessen vergüteten und hauptberuflich ausgeübten ärztlichen Tätigkeit unter der Anleitung von befugten Ärzten. Diese klar strukturierte und qualitätsgesicherte Weiterbildung macht die vier- bis sechsjährige Ausbildungszeit zur effektiven und zielgerichteten Vorbereitung zum Dasein als Facharzt. In kaum einem anderen Ausbildungsgang lässt sich die berufliche Zukunft so genau und differenziert vorausplanen wie in der Weiterbildung zum Facharzt. Und natürlich gibt es auch einen Weiterbildungsplaner im Internet, mit dem man seine Karriere als Arzt quasi vorab simulieren kann. Anhand von Statistiken und Gehaltstabellen ist es recht einfach abzuschätzen, welches Fachgebiet die größte Nachfrage und die beste Bezahlung zu bieten hat.

Ich selbst habe mir – jenseits dieser strategisch ausgerichteten Planung – bei meiner ärztlichen Laufbahnplanung immer zwei Fragen gestellt: Zu welchen Patienten fühle ich mich hingezogen? Und fühle ich mich wohl mit den Teamkollegen, die sich mit diesen Patienten beschäftigen? Wenn man diese Fragen eindeutig beantworten kann, kann man ziemlich sicher sein, die richtige Wahl getroffen zu haben. Doch selbst wenn sich herausstellen sollte, dass man die fachärztlichen Weichen falsch gestellt hat, bieten sich reichlich Alternativen. Auf ein anderes Fachgebiet oder eine andere Spezialisierung umzuschwenken ist praktisch jederzeit möglich.

# 6 … weil Ärzte umsonst Kreuzfahrten machen können

**Heute Karibik, morgen Indischer Ozean, übermorgen das Polarmeer – Schiffsärzte lernen während der Arbeit die schönsten Ecken der Welt kennen.**

Fremde Länder und Kulturen zu entdecken, das hatte Tim Lammerding schon immer gereizt. Als der frischgebackene Facharzt für Allgemeinmedizin und freiberufliche Notarzt im Ärzteblatt das Stellenangebot einer großen Reederei für einen Schiffsarzt liest, bewirbt er sich spontan. Zwei Wochen später geht er in Jamaika an Bord der A'ROSA BLU, einem Kreuzfahrtschiff der Reederei AIDA Cruises mit 1800 Passagieren und 600 Crewmitgliedern. Vier Jahre lang bereist Lammerding als Schiffsarzt die Weltmeere und genießt den abwechslungsreichen Arbeitsalltag ebenso wie seine freien Stunden bei Landgängen oder auf hoher See. »Das war einer der schönsten und interessantesten Abschnitte meines Lebens, obwohl die ärztliche Verantwortung an Bord wesentlich höher ist als an Land«, erzählt Lammerding, der heute in Rostock als Allgemeinarzt praktiziert.

**Bei mehr als 100 Passagieren ist immer ein Arzt an Bord.**

Schiffsärzte müssen »Spezialisten für alles« sein, die ihre Patienten fern von Rettungsdiensten, Krankenhäusern und Facharztpraxen optimal versorgen können. Schiffshospitäler auf größeren Kreuzfahrtschiffen sind eine Mischung aus Allgemeinarztpraxis,

Rettungswache und Krankenhausnotfallambulanz, ausgestattet mit Intensivstation, OP und Krankenzimmern. Entsprechend breit angelegt müssen die medizinischen Kenntnisse sein, die ein Schiffsarzt mitbringen muss. Neben der Qualifikation als Facharzt für Allgemeinmedizin, Chirurgie, Innere Medizin oder Anästhesie verlangen die Reedereien eine Notarztweiterbildung, Kenntnisse in der Reise- und Tropenmedizin sowie in der Schiffshygiene und oft auch in der Röntgen- und Ultraschalldiagnostik. Die sogenannte Seediensttauglichkeitsprüfung nach flaggenstaatlichen nationalen Vorgaben gehört ebenso zu den Voraussetzungen wie sehr gute Englischkenntnisse. Interesse, Verständnis und Toleranz für andere Kulturen sollten für den Schiffsarzt so selbstverständlich sein wie der souveräne Umgang mit repräsentativen Pflichten. Immerhin nimmt der Schiffsarzt an Bord den hohen Rang eines Offiziers ein, von dem tadelloses Auftreten nicht nur beim Captain's Dinner erwartet wird.

**Interesse, Verständnis und Toleranz für andere Kulturen sollten für den Schiffsarzt so selbstverständlich sein wie der souveräne Umgang mit repräsentativen Pflichten.**

»Schiffsarzt zu sein ist keine Nebenbeschäftigung für reiselustige Mediziner, sondern ein ernsthafter Job, der viel Disziplin erfordert«, sagt Tim Lammerding. »Der medizinische Alltag ist nicht zu unterschätzen, und auch die administrativen Aufgaben sind ähnlich aufwendig wie die an Land.«

Auf größeren Kreuzfahrtschiffen müssen die Schiffsärzte vormittags und nachmittags je eine drei- bis vierstündige Sprechstunde für Passagiere anbieten. Außerdem gibt es tägliche Sprechstunden für die Crew und Rufbereitschaften per Telefon oder Pager. Auf Kreuzfahrtschiffen mit mehr als 800 Personen sind üblicherweise zwei Schiffsärzte an Bord, die sich im Schichtdienst abwechseln. Am häufigsten behandeln sie Patienten mit Erkältungen oder anderen Infekten, Kreislaufproblemen oder Magenbeschwerden. Auch kleinere chirurgische Eingriffe, etwa bei Schnitt- oder Schürfwunden, und die Behandlung von Knochenbrüchen gehören zum Alltag. Es kann aber auch passieren, dass Passagiere aufgrund von Verletzungen oder Erkrankungen in eine lebensbedrohliche Lage geraten, der nächste Hafen weit entfernt ist und sie nicht ausgeschifft werden können. Wohl dem, der als Verantwortlicher in dieser Lage auf ein breites Wissen zurückgreifen und die Situation beherrschen kann. Deutschland zählt übrigens zu den wenigen Flaggenstaaten weltweit, in denen die Qualifikation von Schiffsärzten gesetzlich festgelegt ist.

Der Kreuzfahrtboom der vergangenen Jahre hat den Bedarf an Ärzten mit speziellen Kenntnissen in maritimer Medizin permanent ansteigen lassen. Derzeit kreuzen 340 große Passagierschiffe mit insgesamt 440 000 Betten auf den Weltmeeren, und bei den Reedereien gilt eine optimale medizinische Betreuung der Gäste längst als Wettbewerbsvorteil. Auf Ärzte, die ihre berufliche Kompetenz mit ihrer Reiselust verbinden möchten, warten also viele attraktive Arbeitsplätze – vom mehrwöchigen Honorareinsatz bis zur zeitlich unbegrenzten Festanstellung. Dabei können Ärzte nicht nur auf Kreuzfahrtschiffen anheuern, sondern auch auf Forschungsschiffen, Handelsschiffen, Luxusjachten oder bei der Marine.

Tim Lammerding hat die maritime Medizin auch als niedergelassener Arzt nicht mehr losgelassen. Neben seiner Praxistätigkeit berät er als Medical Consultant Reedereien in allen medizinischen Belangen.

# 7 ... weil Ärzte eine eigene Bank haben

**Ein Geldinstitut, das sich nur um die finanziellen Angelegenheiten eines einzigen Berufsstands kümmert – dieses Privileg genießen außer Pfarrern und Priestern nur die akademischen Heilberufe.**

Wenn in Ärztekreisen der Begriff Apo fällt, dann geht es nicht etwa um die außerparlamentarische Opposition oder um die Abkürzung für das Medikament Apomorphin. Dann geht es um Geld. Genauer gesagt: Es geht um die Deutsche Apotheker- und Ärztebank mit Sitz in Düsseldorf, kurz: apoBank, die deutschlandweit rund 350 000 selbstständige und angestellte Ärzte, Zahnärzte, Tierärzte und Apotheker betreut. Die Standesbank der akademischen Heilberufe ist genossenschaftlich organisiert und gehört so gewissermaßen ihren Kunden. Laut Gesetz und Satzung hat sie die Aufgabe, ihre Mitglieder wirtschaftlich zu fördern und zu betreuen. Natürlich bemühen sich auch andere Banken um die attraktive Kundengruppe der Ärzte. Doch kein anderes Geldinstitut kann auf eine über 100-jährige Erfahrung im Gesundheitswesen aufbauen und kennt sich in Sachen Arztbelange so gut aus wie die apoBank. Um immer auf dem neuesten Stand der Entwicklungen im Gesundheitsmarkt zu sein, kümmert sich sogar ein eigenes Vorstandsressort ausschließlich um Themen wie Gesundheitsreform, Ärztemangel oder demografischer Wandel.

Die meisten der heute rund 360 000 Kunden sind schon während des Studiums in Kontakt mit der apoBank gekommen. Das Angebot für Studenten reicht derzeit vom kostenlosen Girokonto und gebührenfreier Kreditkarte über Einkaufsrabatte im Internet bis hin zu einer Studienendfinanzierung, die Studenten in der Examensphase und im praktischen Jahr in Anspruch nehmen können.

Vor allem aber für die Zeit der Unternehmensgründung ist kompetente Unterstützung gefragt, denn Ärzte, die sich mit einer eigenen Praxis niederlassen wollen, treffen eine Entscheidung, die das gesamte weitere Leben bestimmt. Umso wichtiger ist es, schon in der Planungsphase die richtigen Weichen für den späteren wirtschaftlichen Erfolg zu stellen. Doch die wenigsten Ärzte verfügen über das betriebswirtschaftliche Wissen, das für eine Existenzgründung nötig ist. Deshalb ist die Zusammenarbeit mit Profis, die das eigene Geschäft bis ins Detail kennen, von entscheidender Bedeutung. Die Berater der apoBank klären gemeinsam mit dem Kun-

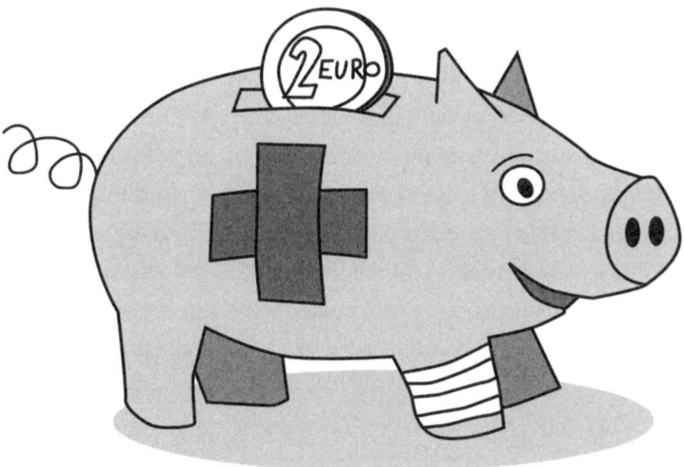

den die Frage, wie viel Praxis er sich leisten kann, und entwickeln ein Startkonzept mit einer Finanz- und Investitionsplanung. In den ersten drei Jahren nach der Niederlassung erstellen sie für den Kunden einen jährlichen »Finanzcheck« mit wichtigen Informationen zu Finanzsituation, Liquiditätslage und der weiteren Investitions- und Kostenplanung für die Praxis. Neben der vollen Bandbreite an Finanzdienstleistungen – passgenau zugeschnitten auf die Bedürfnisse der akademischen Heilberufe – bietet die Bank ihren Kunden Seminare zur erfolgreichen Praxisführung an, Fortbildungen rund um Betriebswirtschaft, Recht und Steuern oder Beratungen über die rechtlichen Rahmenbedingungen für die Mitarbeit in Medizinischen Versorgungszentren. Wer schließlich am Ende des Berufslebens seine Praxis verkaufen möchte, kann dafür die bankeigene Praxisabgabe-Datenbank nutzen und mit Hilfe von Beratungen und Checklisten den Ausstieg aus der Selbstständigkeit genauso systematisch bewerkstelligen wie die Praxisgründung.

**Seit 100 Jahren für die Ärzte da: eine Genossenschaftsbank von Ärzten für Ärzte.**

Zukunftsweisend ist übrigens eine neue Beteiligung der größten deutschen Genossenschaftsbank: Gemeinsam mit anderen Investoren hat sie eine Organisation »von Ärzten für Ärzte« gegründet, die Medizinische Versorgungszentren betreibt. Diese innovativen Kooperationsformen werden künftig eine wichtige Rolle in der Gesundheitsversorgung spielen und bieten vor allem dem ärztlichen Nachwuchs interessante Karriereoptionen für den Berufsstart. In den Versorgungszentren können Ärzte zunächst im sicheren Anstellungsverhältnis arbeiten und später mit relativ niedrigen Investitionen und Risiken als »Partner« in eine selbstständige Position wechseln.

# 8 ... weil Ärzte Präsidenten werden können

**Ärzte können sich für ihre beruflichen Belange einsetzen und auch in der Gesundheitspolitik aktiv werden. Sie wählen regelmäßig ihr Ärzteparlament und können selbst politische Führungsaufgaben übernehmen.**

Ärzte arbeiten in einem freien Beruf und haben von der Gesellschaft das Recht und die Pflicht übertragen bekommen, die Regelung und Kontrolle der ärztlichen Berufsausübung eigenständig zu organisieren. Das Privileg der Selbstverwaltung gründet in der Überzeugung, dass Ärzte wegen der hohen fachlichen Anforderungen besser für diese Aufgabe gerüstet sind als jede staatliche Bürokratie. Das in dieser Form nur in Deutschland praktizierte Modell der ärztlichen Selbstverwaltung verfolgt einen Mittelweg zwischen reiner Marktwirtschaft einerseits und staatlichem Zentralismus andererseits. Dabei funktioniert die Selbstverwaltung der Ärzte wie eine echte parlamentarische Demokratie: Die 17 Ärztekammern der Bundesländer wachen als ausführende Organe über fachliche Qualität, Moral und Ethos der Ärzteschaft, ahnden nicht standesgemäßes Verhalten und kümmern sich um die ärztliche Fort- und Weiterbildung.

Jeder der rund 422 000 deutschen Ärzte ist Pflichtmitglied der Ärztekammer des Bundeslandes, in dem er seinen Beruf ausübt.

Und jeder Arzt kann alle vier Jahre das »Parlament« seiner Ärztekammer wählen – die sogenannte Delegiertenversammlung, die alle grundsätzlichen und politisch wie auch wirtschaftlich relevanten Entscheidungen der jeweiligen Landesärztekammer trifft. Er kann aber auch selbst berufspolitisch aktiv werden, indem er Kontakt zu den sogenannten Listen aufnimmt, die ihren Kandidaten für die Wahl zum Kammerparlament aufstellen und die politischen »Fraktionen« repräsentieren. Diese Listen vertreten zum Beispiel die speziellen Interessen der angestellten, niedergelassenen oder jungen Ärzte und bilden so ein breites politisches Spektrum ab. Gemäß ihrem Stimmenanteil bei der Wahl besetzen die unterschiedlichen Listen, die jederzeit neu und unbürokratisch gegründet werden können, eine bestimmte Zahl von Parlamentssitzen und stellen einen Teil der Vorstandsmitglieder. Die Mehrheit bestimmt, wer Präsident der Ärztekammer wird. Einmal im Jahr treffen sich die 250 Delegierten der einzelnen Landesärztekammern zum Deutschen Ärztetag, der Hauptversammlung der Bundesärztekammer. Als Spitzenorganisation der ärztlichen Selbstverwaltung wirkt sie an der Gesetzgebung zum Berufsrecht mit und bezieht aktiv Positionen zur Gesundheitspolitik.

**Ärzte können sogar Präsident der Weltbank werden.**

Innerhalb dieses ärztlichen Selbstverwaltungssystems gibt es für Ärzte eine Fülle von Möglichkeiten, politische Aufgaben zu übernehmen, von der ehrenamtlichen »Basisarbeit« in den Gremien und Ausschüssen bis hin zum hauptamtlichen Präsidentenamt in den Ärztekammern der Länder oder der Bundesärztekammer. Jeder Arzt, dem das Klagen über Missstände allein nicht genug ist und der aktiv für Verbesserungen eintreten möchte, kann sich aktiv einmischen. Und viele Ärzte tun dies auch, obwohl ihnen eigentlich nur wenig freie Zeit dafür übrig bleibt. Ihnen ist klar, dass sich Fremdbestimmung nur durch Mitbestimmung eindämmen lässt, deshalb engagieren sie sich für wirtschaftliche Themen, Weiterbildung, Qualitätssicherung, Ethik in der Medizin und vieles mehr. Die Möglichkeiten, das System mitzugestalten, sind bei kaum einem anderen Berufsstand so vielfältig wie bei den Ärzten. Dabei beschränkt sich das Handlungsfeld nicht nur auf Deutschland. Der Ständige Ausschuss der Europäischen Ärzte etwa versteht sich als Stimme der europäischen Ärzteschaft und ist für die EU-Institutionen inzwischen ein wichtiger Ansprechpartner. Und auf globaler Ebene repräsentiert der Weltärztebund 95 nationale Ärzteverbände, denen auch einzelne Ärzte als assoziierte Mitglieder beitreten können. Der Weltärztebund versucht, einen hohen ethischen Standard im Gesundheitswesen zu fördern, und beschäftigt sich mit den medizinischen Aspekten der Menschenrechte, wie etwa der Nutzung embryonaler Stammzellen. Die Beschlüsse des Weltärzteverbunds sind in viele Gesetze, ärztliche Berufsordnungen oder Kodizes eingeflossen. Generalsekretär ist derzeit der Brühler Neurologe Dr. med. Otmar Kloiber.

Und wie man an Jim Yong Kim, Leiter der Eliteuniversität Dartmouth, weltweit anerkannter Experte für Tuberkulose und HIV und seit April 2012 neuer Präsident der Weltbank, sehen kann, finden sich unter Ärzten wirklich außergewöhnliche politische Führungstalente.

# 9 ... weil Ärzte eigene »Markenprodukte« haben

**Ärzte sind die Lieblinge der Werbewelt, denn Konsumenten fliegen auf alles, was irgendwie nach Arzt klingt.**

**Wo Arzt draufsteht, steckt Qualität und Gesundheit drin.**

Arztsocken sind in jedem Kaufhaus erhältlich. Blütenweiß, bequem und kochfest sind sie, von außerordentlicher Qualität. Ärzte tragen bei der Arbeit bevorzugt diese Sockenart. Das Angebot an Arztsocken ist groß, und fast immer schmückt die Verpackung ein Äskulapstab, ein rotes Kreuz oder eine Person im weißen Kittel. Die damit verbundene Werbebotschaft ist klar: Was Ärzte für gut befinden, muss gut sein. Also kann jeder Verbraucher dieser Socke getrost Vertrauen schenken – ebenso wie seinem Arzt. Gleiches gilt für die Arztseife. Hergestellt aus reinen Pflanzenölen mit einem hohen Wachsanteil, eignet sie sich bestens für die Pflege von extrem strapazierten Arzthänden. Was sich auf dem harten Prüfstand des Arztalltags bewährt hat, wird natürlich auch im normalen Haushalt gute Dienste leisten und deshalb dort gerne genommen. Nahezu alle Anbieter von Körperpflegeprodukten haben heute auch eine Arztseife im Sortiment, unter dem Motto: Wo Arzt draufsteht, steckt Qualität und Gesundheit drin.

Welcher andere Berufsstand kann von sich behaupten, schlichte Produkte wie Socken und Seife mit einer derartig hohen Wertigkeit aufzuladen? Der Metzgerschinken, das Bauernbrot, der Winzersekt? Nun ja. Dann aber sicher die Hollywood-Schönheit oder das Starmannequin, das mit seinem Gesicht und seinem Namen Kosmetikserien Glanz und Glamour verleiht? Weit gefehlt. Der absolute Renner unter den Cremetiegeln sind solche, die einen Doktortitel tragen: Dr. Hauschka, Dr. Eckstein, Dr. Caspari oder Dr. Grandel wirken allein schon durch den Namen kurativ und glaubwürdig. Oft werden die Doktorcremes sogar von Hautärzten entwickelt, und nicht wenige Dermatologen und Beautyexperten bauen sich mit einer nach ihnen benannten eigenen Kosmetikserie ein lukratives zweites Standbein auf.

»Doctor-Brands«, so nennt die Werbewirtschaft diesen finanziell äußerst attraktiven Schulterschluss von Medizin und Kosmetik, der schon eine gewisse Tradition aufzuweisen hat. Heute würde der Zahncreme-Spot hoffnungslos verstaubt wirken – damals aber verfehlte er seine Wirkung nicht, versicherte doch ein »Arzt« im weißen Kittel der TV-Gemeinde: »Die gibt der Zahnarzt seiner Familie.« Das Produkt selbst schmeckte zwar fad und war technisch vielleicht sogar überholt, doch diese simple, nicht überprüfbare Aussage verhalf dem Hersteller jahrelang zur Marktführerschaft. Unvergessen ist auch der berühmte »Dr. Best« – jener grauhaarige, schnauzbärtige Gentleman im schwarzen Anzug mit Krawatte, der dem Publikum verheißungsvoll lächelnd eine Zahnbürste entgegenhielt. Dr. James Best war übrigens nicht nur Berater eines großen amerikanischen Pharmakonzerns, sondern tatsächlich echter Arzt der Zahnheilkunde.

**Cremes, Seifen, Zahnpasta: »Damit Sie auch morgen noch kraftvoll zubeißen können.«**

Das kann die Armada von Weißkitteln, die durch die Werbepausen spukt, mehrheitlich nicht von sich behaupten. Denn echten Ärzten ist es gesetzlich strikt untersagt, Werbung zu machen, die

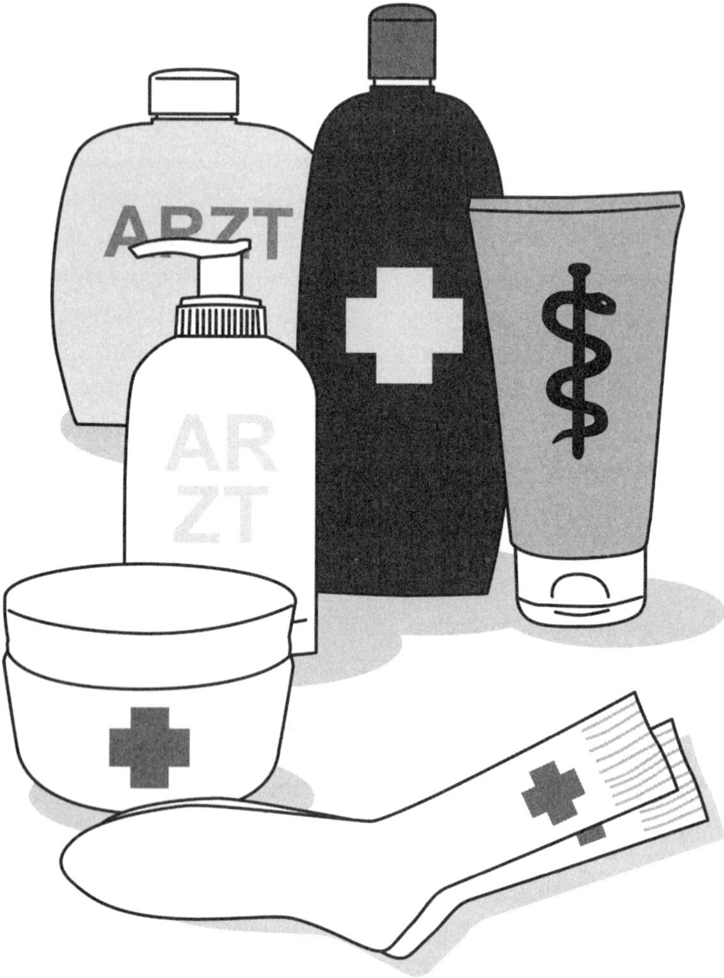


den Eindruck hinterlässt, ein Produkt würde vom Arzt empfohlen. Selbst die Formulierung »ärztlich empfohlen« ist juristisch so streng reglementiert, dass die Werbebranche lieber darauf verzichtet. Also lässt man eben den grundsolide wirkenden Doktor vor die Kamera treten, auch wenn nur der weiße Kittel an ihm echt ist – Hauptsache, die Symbolik stimmt!

»Doktor« gleich »Kompetenz und Vertrauenswürdigkeit« – diese gängige Marketingformel ist übrigens auch längst von der Handwerkszunft entdeckt worden. Der »Sofadoktor« bietet sich als Spezialist für altersschwache Polster an, der »Fassadendoktor« kittet die Wunden in der Wand, der »Computerdoktor« heilt invalide Hardware- und Software, der »Baumdoktor« therapiert gebrechliche Zier- oder Obstbäume, und der »Baumchirurg« setzt fachkundig die Säge ans kranke Holz.

All jenen Doktortitelträgern der Waren- und Dienstleistungswelt sei zum Schluss aus ärztlicher Praxis gesagt: So stark die Marke »Arzt« ist, die Verpflichtung, dass ein geliehenes Vertrauensversprechen gehalten werden muss, hat auch hier ihre Gültigkeit.

# 10 ... weil Ärzte einen Nobelpreis bekommen können

**Emil von Behring, Robert Koch, Paul Ehrlich – zahlreiche deutsche Ärzte haben mit ihren Entdeckungen Medizingeschichte geschrieben.**

Im Sommer 1929 wagte Werner Forßmann in einer Klinik in Eberswalde ein verwegenes Experiment. Der junge Assistenzarzt schlich während der Mittagspause heimlich in einen Operationsraum, öffnete dort seine Armvene, schob einen Blasenkatheter hinein, ging in die Röntgenabteilung, trieb den Katheterschlauch bis zur rechten Herzkammer vor und ließ ein Röntgenbild machen. Mit seinem spektakulären Selbstversuch gelang Forßmann eine Pioniertat: die Erfindung des Herzkatheters. Das Echo der Fachwelt auf diese neue Methode war anfangs eher ablehnend. Erst Jahrzehnte später, im Oktober 1956, erhielt Forßmann dafür zusammen mit zwei Amerikanern den Nobelpreis für Medizin.

Der erste Medizin-Nobelpreis überhaupt wurde 1901 an Emil von Behring verliehen. Der Bakteriologe und Ordinarius der Universität Marburg erhielt die Auszeichnung für die Entwicklung der Serumtherapie gegen Diphterie. Dank des Verfahrens konnte die Krankheit, an der damals fast jedes zweite erkrankte Kind starb, rasch und wirkungsvoll bekämpft werden.

Schon im Jahr 1905 ging der Medizin-Nobelpreis erneut an einen deutschen Forscher. Robert Koch, Mediziner und Mikrobio-

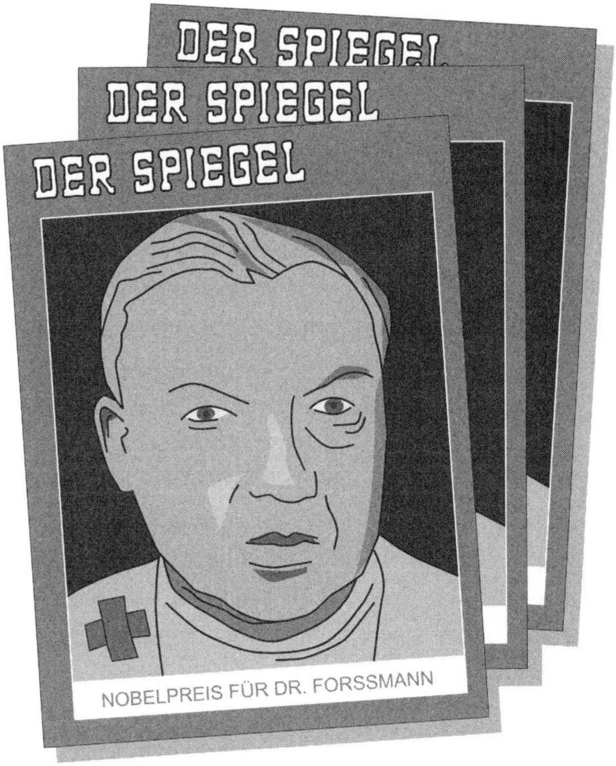


loge, nahm die höchste medizinische Auszeichnung für die Entdeckung des Tuberkuloseerregers entgegen. Mit seinen Forschungen legte Koch den Grundstein für den Sieg über eine Krankheit, an der in Deutschland damals jeder Siebte starb. Und 1908 wurde abermals ein deutscher Arzt Nobelpreisträger: Paul Ehrlich erhielt die Auszeichnung für seine bahnbrechenden Arbeiten zur Immunforschung.

Insgesamt 22 Medizin-Nobelpreisträger kann Deutschland aufbieten und liegt damit auf dem dritten Platz im Ranking der Nationen, hinter Großbritannien und den USA. Zuletzt nahm im

Jahr 2008 ein deutscher Mediziner den Nobelpreis entgegen: Der Krebsforscher Harald zur Hausen wurde für seine Entdeckung der Papillomviren, die Gebärmutterhalskrebs verursachen können, geehrt. Er hatte die Grundlagen für einen Impfstoff zur Vorbeugung und Behandlung der bei Frauen dritthäufigsten Krebserkrankung geschaffen.

**Nicht nur Thomas Mann: Auch Dr. Forßmann erhielt viele Jahre nach seinem Werk den verdienten Nobelpreis.**

Vergeben wird der Nobelpreis für Physiologie oder Medizin, so die offizielle Bezeichnung, alljährlich vom Stockholmer Karolinski-Institut – nach Regeln, die sich seit mehr als einem Jahrhundert kaum geändert haben. Das 50-köpfige Nobel-Komitee der angesehenen medizinischen Forschungseinrichtung verschickt jedes Jahr im September Formulare an mehrere Tausend medizinische Forscher in aller Welt, die jeweils einen Kandidaten vorschlagen dürfen. Nach der Vorauswahl holt das Komitee für gut zwei Dutzend der Nominierten Gutachten ein. Das komplette Auswahlverfahren ist streng geheim, und bei den Anforderungen für die Vergabe liegt die Latte ziemlich hoch. Sie müssen entweder eine Entdeckung gemacht haben, auf der ein neues Forschungsgebiet aufbauen kann, oder Erkenntnisse vorzuweisen haben, die ein bereits existierendes Forschungsgebiet revolutionieren.

Die Vergabe des Medizin-Nobelpreises wird jedes Mal aufs Neue mit Spannung erwartet. Alljährlich am 10. Dezember, dem Todestag des Preisstifters Alfred Nobel, wird das Geheimnis feierlich gelüftet. Die Geehrten erhalten neben Medaille und Urkunde knapp eine Million Euro Preisgeld – und einen Platz im Olymp der medizinischen Forschung.

Um dorthin zu kommen, braucht es nicht nur eine gute Portion Entdeckergeist, Mut und wissenschaftlichen Arbeitseifer, sondern auch einen ziemlich langen Atem. Meistens vergehen ein bis zwei

Jahrzehnte, bis sich ein Durchbruch in der Medizinforschung tatsächlich als solcher herauskristallisiert. Das erklärt den relativ hohen Altersdurchschnitt bei den Medizin-Nobelpreisträgern, der bei 57 Jahren liegt.

Deutlich einfacher kommt man an den sogenannten Ig-Nobelpreis, den die Harvard-Universität in Cambridge jährlich für wissenschaftliche Arbeiten, die besonders unnütz, unwichtig oder skurril sind, vergibt. In der Kategorie Medizin ging der Preis zum Beispiel an ein britisches Ärzteteam für seine Forschungen über die gesundheitlichen Folgen des Säbelschluckens oder an zwei niederländische Forscher für ihre Entdeckung, dass Asthmasymptome mit einer Achterbahnfahrt behandelt werden können. Dieser »unwürdige« Preis – Ig steht für das englisch-französische Kunstwort »ignoble« – wird seit 1991 verliehen, inzwischen sogar durch »echte« Nobelpreisträger. Eine Schande ist die satirische Auszeichnung allerdings längst nicht mehr, im Gegenteil: Sie erfreut sich wachsender Beliebtheit und wird als »Anti-Nobelpreis« von den Preisträgern gerne in Empfang genommen.

# 11 … weil Ärzte auf Partys nie lange allein bleiben

**»Ach, Sie sind Arzt. Das ist ja interessant.« Arzt sein heißt von magischer Anziehungskraft sein.**

Ein Arzt will sich auf einer Party vergnügen – aber es dauert meist nicht lang, bis er umringt ist von anderen Gästen, die eben mal eine ganz dringende Frage hätten: »Was halten Sie von diesem oder jenem Medikament? Ist es aus Ihrer Sicht wirklich so unbedenklich, wie man immer hört?« oder: »Meinen Sie, ich sollte diese Stelle auf meinem Arm mal untersuchen lassen? Kann das etwas Gefährliches sein?« oder: »Kann ich mit meiner Allergie überhaupt noch Auto fahren?« Ein Arzt hat anscheinend immer Sprechstunde – Freizeit hin oder her –, und das Thema Krankheiten (vor allem die eigenen) dürfte für die wenigsten ohne Reiz sein, zumal wenn ein kompetentes Gegenüber in angenehmer Atmosphäre zur Verfügung steht. Ist die Party-Sprechstunde erst einmal eröffnet, bleibt nur noch, Ruhe zu bewahren, den Humor nicht zu verlieren und bei der erstbesten Gelegenheit ein Ablenkungsmanöver zu starten.

**Jeder ist Patient – mitunter. Und hat viele Fragen.**

Von der humorvollen Seite hat es auch der britische Arzt Christian Jessen genommen. In seinem Buch *Sag mal, du bist doch Arzt* hat er seine langjährigen Partyerfahrungen verarbeitet. Der Allgemeinmediziner beantwortet in aller Ausführlichkeit 200 Fragen,

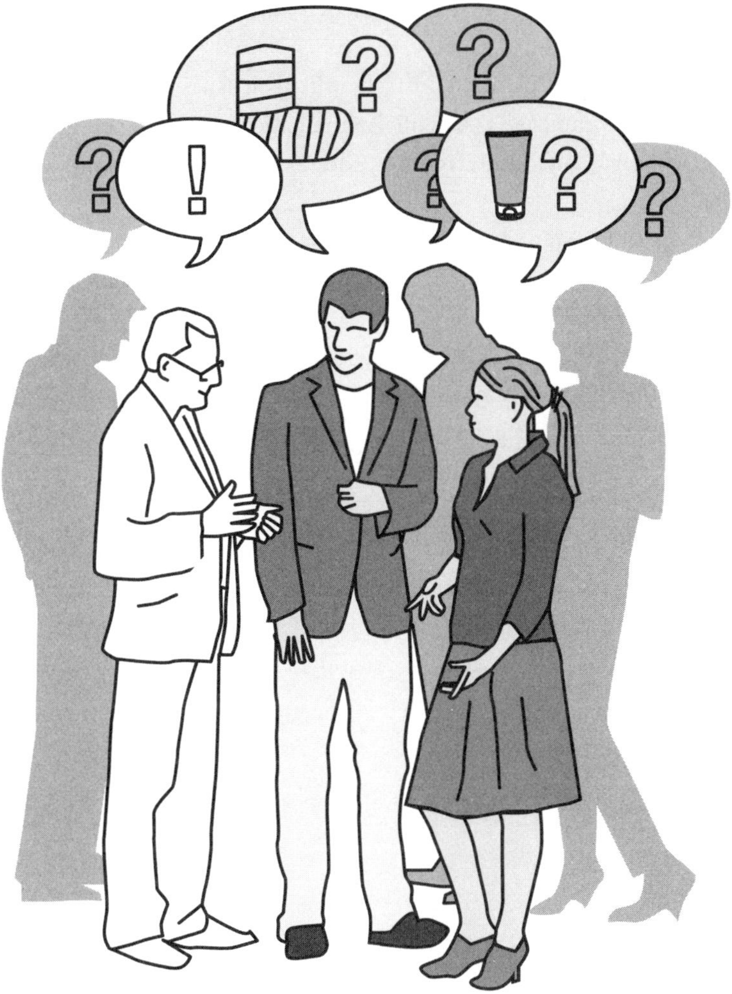


die ihm außerhalb seiner Sprechstunde – unter anderem auf Partys – gestellt wurden. Hier eine kleine Auswahl dessen, was ihm an drängenden Fragen begegnete:

»Bleibt Kaugummi wirklich sieben Jahre lang im Körper, wenn man ihn verschluckt hat?«

»Stimmt es, dass die Wahrscheinlichkeit eines Herzleidens größer wird, wenn man schlechte Zähne hat?«

»Kann man Muttermilch produzieren, ohne schwanger zu sein?«

»Können Männer Brustkrebs bekommen?«

»Bekommt man rechteckige Augen, wenn man zu nah vor dem Fernseher sitzt?«

**Das Thema »Arzt-sein« kann so »unterhaltsam« sein!**

Jessen empfiehlt dem geneigten Leser, sein Buch gerne auch im Bekanntenkreis anzupreisen oder besser gleich zu verschenken – gewissermaßen als Prophylaxe für die auf Partys immer wieder urplötzlich ausbrechende Frageritis. Den Kollegen rät er, bei der nächsten Party-Sprechstunde die »Patienten« darauf hinzuweisen, dass es da ein schlaues Buch gibt, in dem die meisten ihrer Fragen ausführlich beantwortet werden – auf dass ihnen Zeit für vergnüglichere Themen als Rheuma, Migräne und Arthritis bleibt.

# 12 … weil Ärzte keine Krawatten und Anzüge tragen müssen

**Selbstbestimmung statt Dresscode. In Sachen Berufskleidung können Ärzte locker bleiben.**

Schwarzer Gehrock und hoher weißer Kragen – so steif und förmlich kamen Ärzte in früheren Zeiten daher. Die achtbare Arbeitskluft der Ärztezunft sollte Gelehrtheit, Würde und Autorität signalisieren und wurde sowohl auf der Straße als auch im Operationssaal getragen. Was die Ärzte damals noch nicht wussten: Für die Patienten bedeuteten ihre Kleidungsgewohnheiten eine hygienische Katastrophe mit oft tödlichen Folgen. Erst als Robert Koch der Entstehung der Wundinfektion auf die Schliche kam, schlüpfte die Ärzteschaft in den weißen Kittel. Auf dem waren Verunreinigungen auf den ersten Blick zu erkennen, und er ließ sich mittels Kochwäsche keimfrei machen.

Seit dem 20. Jahrhundert gehörte der weiße Kittel – im gehobenen Sprachgebrauch Visitenmantel genannt – zum Arztberuf wie der Blaumann zum Klempner. Doch inzwischen ist diese zwingende Symbiose aufgelockert worden. Kleidung in allen Regenbogenfarben zieht vor allem in die Arztpraxen ein, denn längst lässt sich auch Buntwäsche mit hohen Temperaturen hygienisch sauber waschen. Auch Kinderärzte und Psychiater verzichten gern auf den weißen Kittel, deutet er für Patienten doch in erster Linie Distanz und Autorität an, beides Wirkungen, die nicht selten den Weg zur richtigen Diagnose erschweren. Wissenschaftlich erwiesen ist beispielsweise der sogenannte Weißkitteleffekt beim Messen des Blutdrucks: Bei jedem dritten Patienten führt der Anblick des weiß bekittelten Arztes zu Anspannung und treibt die Werte hoch. Mit Outfits, die eher an Freizeitkleidung erinnern, können solche unerwünschten Nebenwirkungen vermieden werden. Helle Hosen und farbige Poloshirts wirken entspannend auf Patienten und sind für den Träger lässig und bequem.

Amerikanische Wissenschaftler haben in einer experimentellen Studie mit Patienten nachgewiesen, dass der weiße Arztkittel heutzutage weder besondere Autorität verschafft noch andere Imageaspekte positiv beeinflusst. Entscheidend für den Patienten, so das Fazit der Studie, sind nicht die äußeren Attribute eines Arztes, sondern seine Kommunikationsfähigkeit und sein Fachwissen. Kleider machen Leute? Nicht im Arztberuf!

Trotzdem ist der weiße Kittel noch nicht out, schließlich ist das Kleidungsstück nach wie vor nicht nur hygienisch einwandfrei, sondern auch äußerst zweckmäßig. Junge Assistenzärzte im Krankenhaus schätzen die großen Kitteltaschen, weil sie dort alles verstauen können, was ihre fehlende Berufserfahrung kompensiert – vom medizinischen Fachbuch bis hin zu den persönlichen Notizen –, und natürlich die diversen Hilfsgeräte wie Ohrenspiegel oder Stethoskop.

Schottische Forscher haben übrigens festgestellt, dass sich die Machtverhältnisse in einem Krankenhaus am Gewicht der Kittel ablesen lassen. Dazu brachten sie an der Garderobe des Speisesaals der Universitätsklinik von Edinburgh eine Waage an und erhielten bemerkenswerte Messwerte: für den Assistenzarzt-Kittel waren es 1,7 Kilogramm, der Oberarztkittel brachte nur 0,7 Kilogramm auf

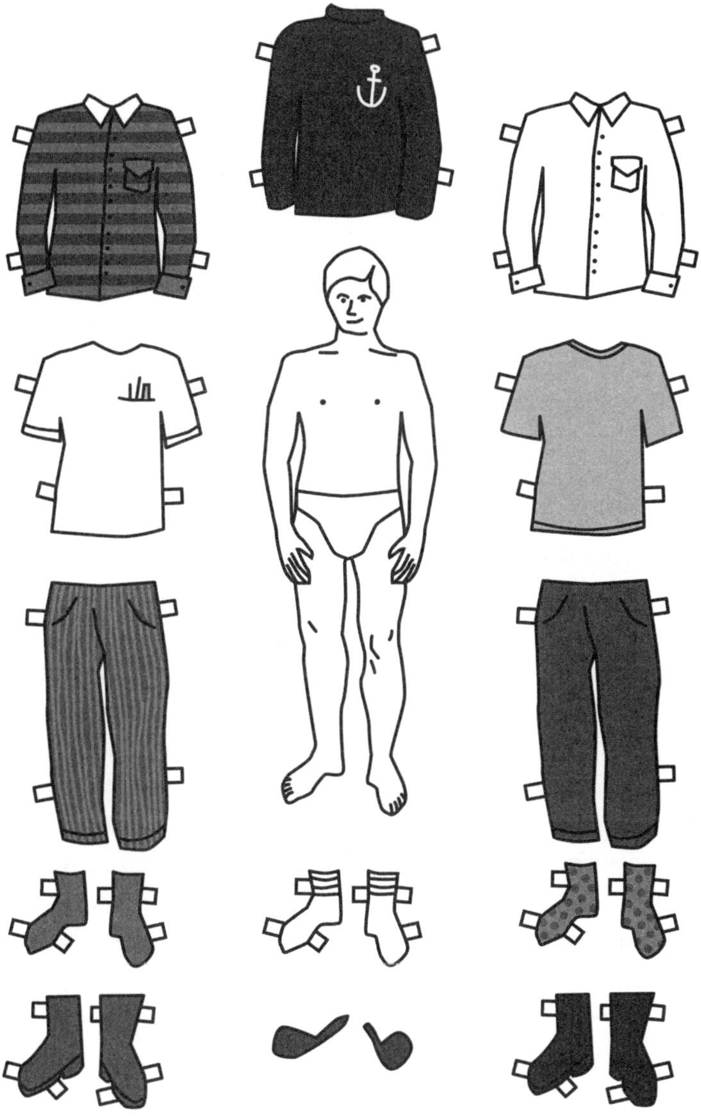

die Waage, und am leichtesten hatten die Chefärzte zu tragen – einzige Last war ihnen ein edler Füller in der Brusttasche.

Auch die Knöpfe der Kittel geben – durchaus dezent – Auskunft über den Status seines Trägers. Den Chefarzt erkennt man mit geschultem Blick an silbernen Knöpfen vorne und am Rückenriegel, der Oberarzt trägt die silbernen Knöpfe nur vorne, und auf den unteren Stufen der Karriereleiter gibt man sich mit Plastikknöpfen zufrieden. Doch auch solche subtilen Insignien der Ärztemacht verlieren immer mehr an Bedeutung. Heute gilt: Getragen wird, was gefällt – ob wadenlanger Taillenmantel und Krawatte, schlichter Kurzkittel oder legeres Poloshirt. Auch beim Schuhwerk gilt das Motto: Hauptsache bequem und für den Notfall sprinttauglich.

Im Krankenhaus kümmert sich überdies der Arbeitgeber sowohl um die Anschaffung als auch um die Reinigung der Arbeitskleidung. In manchen Häusern gibt es inzwischen sogar Kittelautomaten, aus denen per Knopfdruck das passende Modell in Sekundenschnelle zum Träger kommt.

Deutlich strenger als in Deutschland gestaltet sich die ärztliche Kleiderordnung übrigens noch in angelsächsischen Ländern. Dort achten Vorgesetzte und Kollegen penibel darauf, dass die Ärzteschaft formell gekleidet ist. Jeans am Arbeitsplatz gelten als verpönt, stattdessen sind Anzughose, Hemd und Krawatte Standard. Selbst bei den Socken gibt man sich betont konservativ: Eine Gesundheitsbehörde in Großbritannien soll Ärzten verboten haben, im Dienst Socken mit Comicfiguren zu tragen. Sie will damit sicherstellen, dass der Berufsstand nicht an Seriosität verliert.

# 13 ... weil Ärzte einfach überall arbeiten können

**Am Nordpol oder in der Südsee, auf den höchsten Berggipfeln oder tief unterm Meeresspiegel, im Weltall oder gleich nebenan – überall, wo Menschen sind, werden Ärzte gebraucht.**

Hippokrates, der als Urvater der Ärzteschaft gilt, ist als Wanderarzt weit herumgereist. Wie für Ärzte in der Antike üblich, zog er von Stadt zu Stadt, um seine ärztliche Kunst zu praktizieren und Erfahrungen zu sammeln: Von der griechischen Heimatinsel Kos über Athen und Ägypten zog er bis an den Hof eines persischen Königs. So viel Mobilität wird dem ärztlichen Berufsstand heute nicht mehr abverlangt. Im Gegenteil – in einer Zeit, wo nur der Erfolg zu haben scheint, der wie ein moderner Nomade durch die globale Arbeitswelt zieht, genießen Ärzte das große Privileg, sesshaft bleiben zu können und trotzdem voranzukommen. Auch dank des boomenden Stellenmarkts müssen die meisten Berufsanfänger nicht lange warten, bis sich die passende Stelle quasi vor der Haustür findet.

**Ärzte werden einfach überall gebraucht – »ohne Grenzen«.**

Ganz komfortabel wird es für die, die ihre Praxis im eigenen Wohnhaus einrichten können. Das bietet ein unvergleichlich hohes Maß an Flexibilität bei der Lebens- und Arbeitsgestaltung. Das gemeinsame Mittagessen mit der Familie, den Kindern kurz bei den Hausaufgaben helfen oder sich eine Ruhepause im Garten gönnen – für Ärzte, die im eigenen Wohnhaus praktizieren, ist das kein Problem. Sie genießen alle Vorteile eines »home office«, ohne dessen Nachteile hinnehmen zu müssen. Sie sind bei ihrer Arbeit trotzdem nicht alleine, sondern umgeben von Mitarbeitern und Patienten, können ihre Arbeitszeiten, die Sprechstunden, selbst festlegen, ohne dass sich jemand beklagen wird, dass sie nicht rund um die Uhr verfügbar sind. Mehr Freiheit und Selbstbestimmung in der Arbeitsplatzgestaltung wird es wohl in kaum einem anderen Beruf geben.

**Die »Flying Doctors« in Australien versorgen seit 1928 die Menschen im 6 Mio. Quadratkilometer großen Outback. So kann jeder Australier innerhalb von zwei Stunden erreicht und versorgt werden.**

Freie Auswahl haben Ärzte auch, wenn sie im Ausland arbeiten möchten. Ob in der hypermodernen Health Care City in Abu Dhabi oder in den Outbacks von Australien – Ärzte aus Deutschland sind überall gerne gesehen. Derzeit arbeiten rund 20 000 deutsche Ärzte im Ausland. Die beiden beliebtesten Auswanderungsländer liegen direkt in unserer Nachbarschaft, die Schweiz und Österreich. An dritter und vierter Stelle folgen die USA und Großbritannien. Immer mehr Medizinstudenten absolvieren schon die Famulatur, also das vorgeschriebene viermonatige Praktikum, in einer ausländischen Klinik oder Arztpraxis. Sowohl der Deutsche Akademische Austauschdienst (DAAD) als auch die Bundesvertretung der Medizinstudierenden in Deutschland (bvmd) vermittelt weltweit Praktikumsplätze und hilft bei den Formalitäten. Ärzten anderer Kulturen über die Schulter zu schauen und Medizin an Orten zu erleben, wo andere Regeln gelten, ist für jeden angehenden Arzt eine außerordentlich wertvolle Erfahrung, die man auf jeden Fall anstreben sollte.

Besonders gefragt ist die ärztliche Kunst übrigens auch überall dort, wo Menschen unter extremen Bedingungen leben und arbeiten. Ärzte begleiten Forschungsexpeditionen auf die höchsten Gipfel des Himalaya, betreuen Polarforscher in der Antarktis oder betreiben medizinische Forschung im Unterwasserlabor vor der Küste Floridas. Und auch Medizin unter Weltallbedingungen gehört längst zum Spezialisierungsrepertoire. Forscher der Medizinischen Hochschule Hannover etwa stehen in regelmäßigem Kontakt mit der Besatzung der Internationalen Raumstation ISS. Sie untersuchen, wie sich die Langzeitschwerelosigkeit auf das Herz-Kreislauf-System von Astronauten auswirkt und warum es zu auftretenden Kreislaufproblemen kommt. Außerdem wird die Crew an Bord der ISS wöchentlich per Videokonferenz von ESA-Weltraummedizinern betreut. Von besonderer Bedeutung ist die ärztliche Überwachung der Astronauten bei den sogenannten Spacewalks außerhalb der Raumstation. Über Sensoren in den Anzügen und am Körper werden hierfür in Echtzeit Daten der wichtigsten Körperfunktionen in die Kontrollzentren übertragen.

Generell können heute Ärzte mit Hilfe solcher telemedizinischen Verfahren über große Distanzen hinweg Diagnosen stellen. Bei der Teleradiologie zum Beispiel werden Röntgenbilder oder Daten von Computertomografien zur Auswertung an medizinische Spezialisten in aller Welt gesendet. Auch chirurgische Eingriffe, bei denen der Arzt einen weit entfernten Operationsroboter steuert, sind bereits möglich.

Wenn Mitte der 2030er Jahre das erste bemannte Raumschiff zum Mars unterwegs sein sollte, dürfte die Telemedizin allerdings nicht von großem Nutzen sein. Denn wegen der großen Entfernung zur Erde können elektronische Signale nur mit starker Verzögerung empfangen werden. Im Notfall hilft dann nur der erfahrene Arzt an Bord.

# 14 … weil Ärzte ihre eigene Zeitung haben

**Das *Deutsche Ärzteblatt* ist die mit Abstand größte medizinische Fachzeitschrift Deutschlands und ständiger Begleiter aller approbierten Ärzte.**

Freitag ist Ärzteblatttag. Pünktlich zum Wochenende stellen die Postboten bundesweit mehr als 400 000 Exemplare der Wochenschrift zu. Kein anderes medizinisches Journal erreicht eine solche Auflage, und keine andere Fachzeitschrift kommt an die Werbeumsätze des *Deutschen Ärzteblatts* heran. 50,7 Millionen Euro jährlich erwirtschaftet der Deutsche Ärzteverlag mit seinem Spitzentitel, der Löwenanteil des Umsatzes kommt von den Stellenanzeigen. Wer die Zeitschrift zum ersten Mal durchblättert, wird sofort feststellen, dass der redaktionelle Teil wesentlich weniger Platz beansprucht als der Anzeigenteil. Etwa ein Viertel des Magazins besteht aus Autorenbeiträgen, den Rest – gewöhnlich mehr als 100 Seiten – füllen der Stellen- und Rubrikenmarkt. Ein solches Anzeigenübergewicht ist einzigartig in der Zeitschriftenbranche – und nicht weniger verblüffend ist die Tatsache, dass viele Ärzte diesen Anzeigenteil selbst dann durchblättern, wenn sie gerade nicht auf Jobsuche sind. Stammlesern ist der Stellenmarkt des *Deutschen Ärzteblatts* als »Altpapierteil« bekannt, denn im Gegensatz zum übrigen Magazin ist er auf schlichtem Zeitungspapier gedruckt. Umso höher wird der Informationswert dieses »Altpapiers« von Ärzten ge-

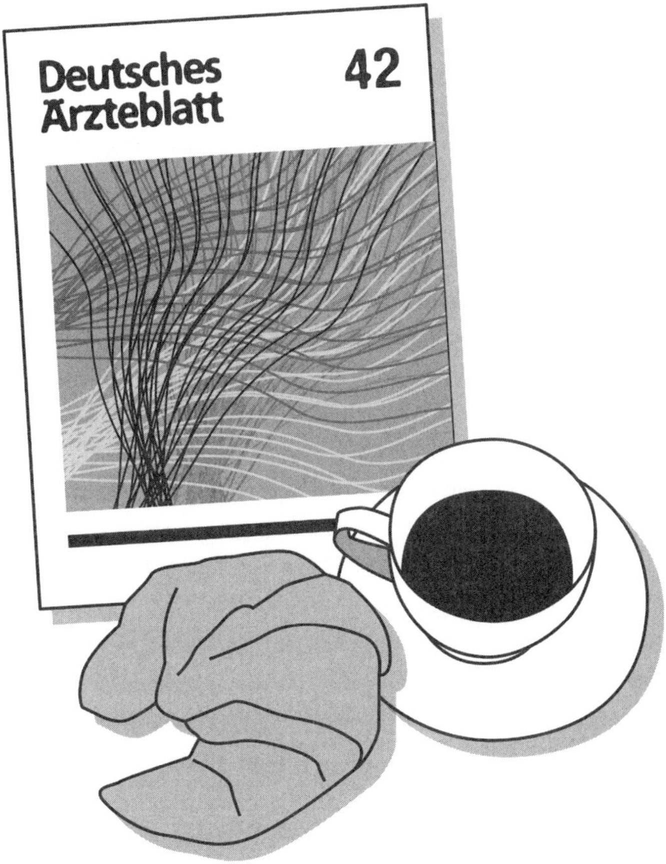


schätzt, verschafft er ihnen doch jede Woche einen Überblick über die personellen Neuigkeiten ihrer Branche. Stellenanzeigen von Krankenhäusern verraten, dass der Chefarzt, den man aus früheren Zeiten kennt, gewechselt hat. Vakante Lehrstühle geben Aufschluss über die Neuberufung des ehemaligen Doktorvaters. Und mancher Chefarzt ahnt nach der Lektüre des Stellenmarktes, dass die Konkurrenz im Nachbarkrankenhaus größer werden wird.

In den jährlich über 1400 Stellenmarktseiten des von der Bundesärztekammer und der Kassenärztlichen Bundesvereinigung herausgegebenen *Deutschen Ärzteblatts* stecken hoch strategische Informationen: Stellenwechsel in der Ärzteschaft, neueste Veränderungen in der Krankenhauslandschaft, aktueller Bedarf an ärztlichen Fachrichtungen oder Qualifikationen – alles Dinge, über die man sich auf dem Laufenden halten möchte. Daneben findet sich eine Fülle hochkarätiger wissenschaftlicher Beiträge über Behandlungsmethoden, Forschungsergebnisse, Medizintechnik und das Gesundheitssystem wie auch tagesaktuelle Nachrichten aus Medizin, Politik, Wirtschaft und aus dem Ausland sowie Artikel über kulturelle und soziale Themen. Im Rubrikenteil gibt es interessante Immobilien- oder Reiseangebote – und selbstverständlich auch Kontaktanzeigen für Ärzte oder Nichtärzte, die auf der Suche nach neuen Lebenspartnern sind. Als besonderen Service bietet das *Ärzteblatt* eine höchst unterhaltsame Kolumne aus der Börsenwelt nebst telefonischer Beratungshotline.

**Jede Woche viele Seiten »Arzt pur«!**

Überdies können Ärzte über die Website des Magazins Fortbildungspunkte sammeln. Dazu veröffentlicht die Redaktion jährlich zwölf wissenschaftliche Beiträge mit je zehn Prüfungsfragen, die online beantwortet werden. Die Bescheinigung über den erfolgreichen Abschluss kann man sich als PDF-Datei ausdrucken. Online verfügbar ist seit einigen Jahren auch die englische Ausgabe des *Deutschen Ärzteblatts.* Dieses Zusatzangebot ist besonders attraktiv für Autoren wissenschaftlicher Artikel, die auf diesem Wege weltweit gelesen werden können.

Insgesamt 20 Redakteure arbeiten in Köln und Berlin für die Fachzeitschrift, fast die Hälfte davon hat einen medizinisch-naturwissenschaftlichen Hintergrund, und ein Viertel sind Ärzte mit Berufserfahrung. Auch Geisteswissenschaftler, Wirtschaftswissenschaftler und Sozialwissenschaftler gehören zum Team, in dem ausschließlich Redakteure mit abgeschlossenem Hochschulstudium und zusätzlicher journalistischer Qualifikation arbeiten. Unterstützt wird die Redaktion von einem wissenschaftlichen Beirat, der mit rund 40 Medizinprofessoren verschiedenster Fachrichtungen besetzt ist. Für sein überzeugendes redaktionelles Konzept und den sauberen Journalismus der Redaktion ist das *Deutsche Ärzteblatt* bereits als »Fachzeitschrift des Jahres« ausgezeichnet worden.

Eine Leseranalyse ergab, dass fast 73 Prozent der niedergelassenen Ärzte wöchentlich zum *Deutschen Ärzteblatt* greifen. Unter den Klinikärzten lesen es mehr als 85 Prozent regelmäßig und unter Chef- und Oberärzten sogar fast 89 Prozent. Außerdem würde die überwältigende Mehrheit der Ärzte nach eigenen Angaben das *Ärzteblatt* vermissen, wenn es nicht erscheinen würde. Offenbar genießt die traditionsreiche Zeitschrift, die anno 1872 mit 750 Exemplaren erstmals erschien, trotz der Flut von medizinischen Zeitschriftentiteln nach wie vor eine hohe Lesergunst. Auf diesen anhaltenden Erfolg ihrer eigenen Zeitung kann die Ärzteschaft mit Fug und Recht stolz sein.

# 15 … weil die Rente von Ärzten wirklich sicher ist

**Die finanzielle Versorgung der Ärzte im Ruhestand basiert auf einem sehr leistungsfähigen, soliden und nachhaltigen System, das zudem den Staat entlastet.**

Die Rente ist sicher. An diesen Satz des Ex-Arbeitsministers Norbert Blüm glaubt heute kaum jemand mehr. Die Bevölkerung altert und schrumpft, immer mehr Menschen beziehen über immer längere Zeit Rente vom Staat, gleichzeitig wachsen immer weniger Rentenbeitragszahler nach, weil die Geburtenzahlen beständig rückläufig und immer weniger Arbeitnehmer sozialversicherungspflichtig beschäftigt sind. Auf das traditionelle System der gesetzlichen Rentenversicherung ist heute und erst recht in Zukunft kaum noch Verlass, trotz aller politischen Reformversuche. Abhängig beschäftigte Arbeitnehmer und zum Teil auch Selbstständige können diesem System nicht einfach den Rücken kehren, sondern müssen als Pflichtmitglied monatlich in die Rentenkasse einzahlen. Zwar sind auch Ärzte verpflichtet, Rentenbeiträge zu zahlen, doch fließt dieses Geld in die eigenen berufsständischen Rentenkassen – die ärztlichen Versorgungswerke.

Jeder Arzt, ob niedergelassener Mediziner oder Klinikarzt, wird mit Beginn seiner beruflichen Laufbahn Pflichtmitglied des ärztlichen Versorgungswerks in der Ärztekammer, der man zugehört. Der monatliche Pflichtbeitrag ist einkommensabhängig und ähnlich hoch wie in der gesetzlichen Rentenversicherung. Die ausgezahlten Renten allerdings sind bei den ärztlichen Versorgungswerken im Durchschnitt fast doppelt so hoch wie bei staatlichen Rentenkassen. Deutliche Vorteile hat die berufsständische Altersversorgung der Ärzte auch gegenüber privaten Renten- oder Lebensversicherungen. Die ärztlichen Versorgungswerke schließen automatisch eine Berufsunfähigkeitsversicherung mit ein – ohne Zusatzkosten und Gesundheitsprüfung. Im Beitrag enthalten ist außerdem die Versorgung von Hinterbliebenen. Dank ihrer konservativen Anlagestrategie haben die Versorgungswerke die Turbulenzen der globalen Finanz- und Wirtschaftskrisen bislang weitgehend unbeschadet überstanden. Entsprechend ihrer obersten Maxime »Sicherheit geht vor Rendite« wird ein Großteil der Gelder in festverzinslichen Wertpapieren mit festen Laufzeiten angelegt, und nur ein kleiner Teil des Vermögens fließt in Aktien und andere renditestarke Anlageformen.

**Die meisten Ärzte leben gesund, leben länger – und die Versorgung im Alter ist gesichert.**

Für die hohe Leistungsfähigkeit und Stabilität der ärztlichen Versorgungswerke gibt es noch viele andere Gründe. Zum einen ist die Ärzteschaft eine Klientel, die bei jeder anderen Versicherung höchst willkommen wäre. Ärzte beziehen meistens relativ hohe Einkommen und werden selten arbeitslos oder berufsunfähig. Falls sie ihre Tätigkeit aus gesundheitlichen Gründen nicht mehr ausüben können, bleiben sie für viele andere Aufgaben erwerbsfähig, und sie gehen generell deutlich später in den Ruhestand als andere Berufsgruppen. Während das durchschnittliche Renteneintrittsalter bei 63,3 Jahren liegt, bleiben Krankenhausärzte bis zum 65. Lebensjahr berufstätig, und niedergelassene Ärzte gehen erst mit 67 Jahren in Rente.

Somit müssen die ärztlichen Versorgungswerke weniger Lasten tragen als die gesetzliche Rentenversicherung. Und auch am Zu-

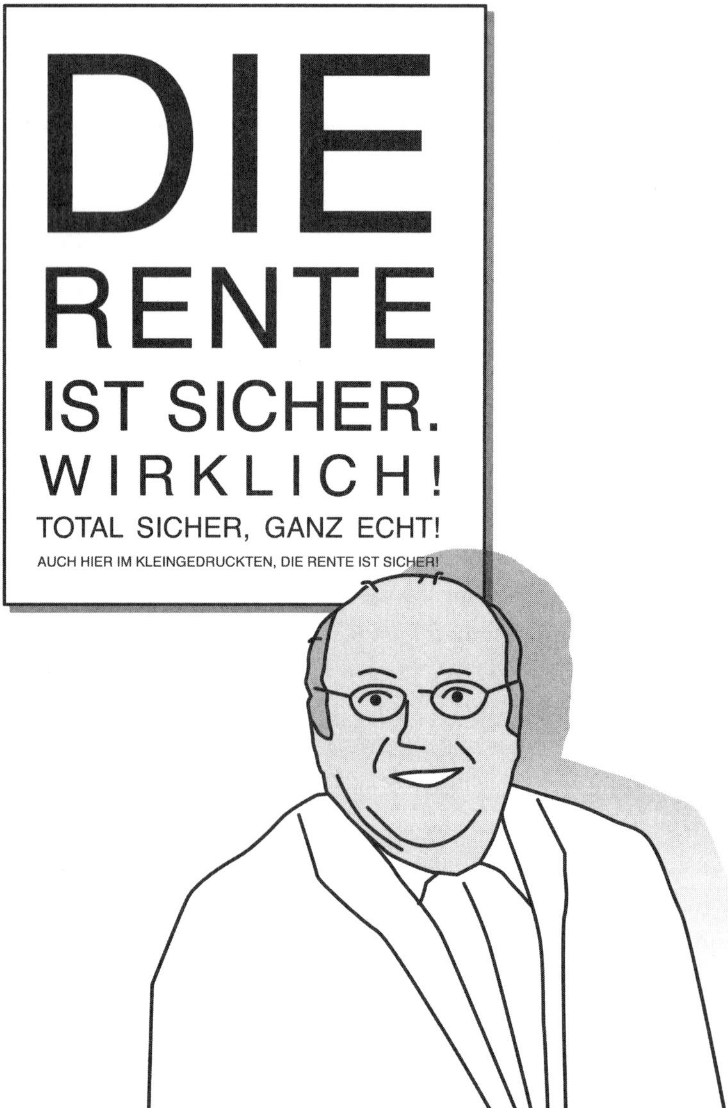
DIE
RENTE
IST SICHER.
WIRKLICH!
TOTAL SICHER, GANZ ECHT!
AUCH HIER IM KLEINGEDRUCKTEN, DIE RENTE IST SICHER!

strom jüngerer Beitragszahler mangelt es ihnen nicht, die Zahl der neu zugelassenen Ärzte steigt seit Jahren. Auch deshalb hängt das Wohl der ärztlichen Versorgungswerke weniger stark vom demografischen Wandel ab – und dies, obwohl die Lebenserwartung von Ärzten permanent und überdurchschnittlich steigt.

Die hohe Leistungsfähigkeit der ärztlichen Versorgungswerke beruht auch darauf, dass die eingezahlten Beiträge letztlich nur ihren Mitgliedern zugutekommen. Im Gegensatz zu privaten Versicherungsunternehmen fallen weder Provisionen für Makler an, noch müssen Gewinne an externe Aktionäre abgeführt werden. Zudem verhindert das Prinzip der Selbstverwaltung ausufernde Verwaltungskosten. Anders als die gesetzliche Versicherung müssen die ärztlichen Versorgungswerke auch keine versicherungsfremden Belastungen tragen wie etwa den Transfer von Beiträgen in die neuen Bundesländer oder in die Arbeitslosenkassen.

Die Rente ist sicher – dieser Satz dürfte am ehesten noch für die Ärzteversorgung gelten. Viele Ärzte nutzen die Möglichkeit, ihre Altersversicherung mit durchschnittlich 2000 Euro Rente durch freiwillige Zusatzbeiträge über den Pflichtbeitrag hinaus zu erhöhen – ein weiterer Beweis dafür, dass die Vermögensbildung für das Alter bei den ärztlichen Versorgungswerken solide und nachhaltig geschieht.

Die Ärzteschaft war übrigens der erste Berufsstand, der sich einen Schutz für Berufsunfähigkeit, Alter und Hinterbliebene aus eigener Kraft ohne staatliche Zuschüsse geschaffen hat. Nachdem die Altersversorgung der gesetzlichen Rentenversicherung durch die Inflation nach dem Ersten Weltkrieg nicht mehr sichergestellt war, gründeten engagierte Ärzte 1923 die Bayerische Ärzteversorgung. Mit dieser ersten sozialen Sicherung, die auf Eigeninitiative und Solidarität eines Berufsstands beruht, gelang der Ärzteschaft eine echte Innovation in der deutschen Sozialpolitik.

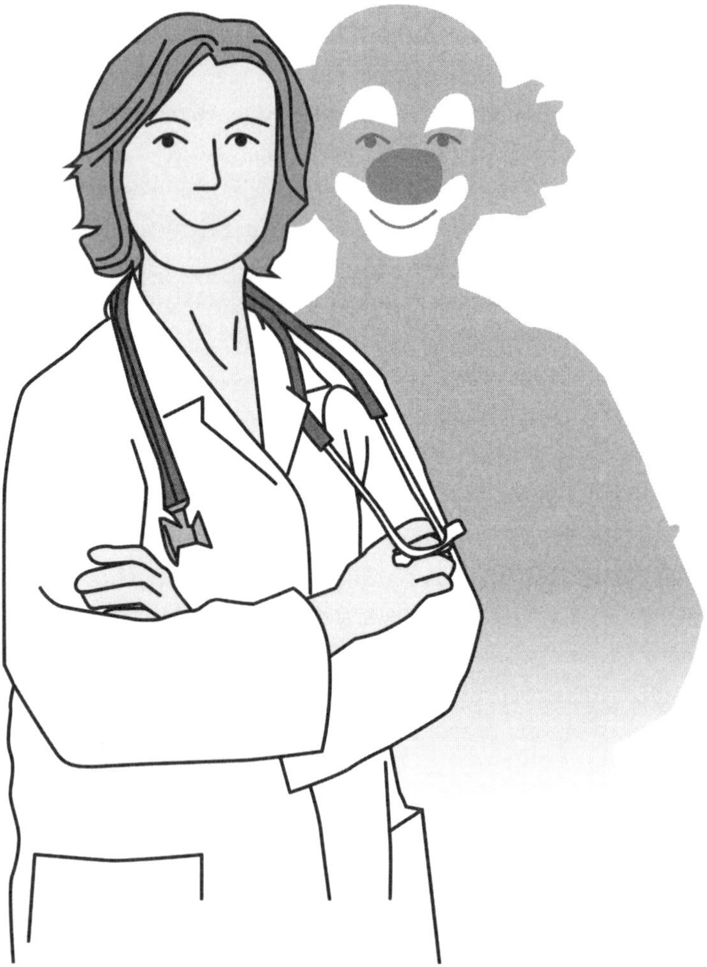

# 16 ... weil Ärzte auch gute Comedians sind

**Patienten mögen Ärzte mit Humor. Lachen steckt an und hilft, Angst und Stress abzubauen.**

»Tränen, die man lacht, muss man nicht mehr weinen«, sagt der Comedian und Kinderneurologe Eckart von Hirschhausen. Neben Ludger Stratmann, Allgemeinarzt und Bühnenkomiker, ist er der bekannteste medizinische Kabarettist Deutschlands. Eigentlich sollte es Humor ja auf Krankenschein geben, denn Lachen ist nicht nur sprichwörtlich die beste Medizin, sondern bewirkt im Körper tatsächlich wahre Wunder. Gelotologie heißt die noch junge Wissenschaft von Lachen und Humor, deren Erkenntnisse durchaus ernst zu nehmen sind. Wenn sich jemand vor Lachen schüttelt, biegt oder nicht mehr halten kann, sind vom Scheitel bis zur Sohle etwa 80 Muskeln aktiv. Die Bronchien öffnen sich und lassen viel frische Luft in die Lungen, im Gegenzug wird Kohlensäure bei der Lachatmung reichlich ausgestoßen. Durch diesen Gasaustausch wird das Blut mit Sauerstoff angereichert und der Stoffwechsel angeregt. Wenn das Lachen nachlässt, entspannt sich die Muskulatur der Arterien. Das Gefäßvolumen vergrößert sich, und der Blutdruck sinkt. Wissenschaftlich nachgewiesen ist auch, dass kräftiges Lachen sowohl die körpereigene Hormonproduktion als auch das Immunsystem positiv beeinflusst. Eine Stunde Lachen im Kino beispielsweise lässt die Menge des Stresshormons Cortisol im

**Lachen ist die beste Medizin.**

Blut des Zuschauers deutlich sinken und dafür die Zahl bestimmter Abwehrzellen, die den Körper unter anderem auch vor Krebs schützen, ansteigen.

Kein Witz – aber wer sich halb totlacht, verbessert damit automatisch seine Lebenserwartung. Und einmal richtig schlappgelacht wirkt mindestens so muskellockernd wie 45 Minuten Entspannungstraining. Mit den Verspannungen verschwinden auch die Schmerzen, das zeigt der verblüffende Fall des amerikanischen Journalisten Norman Cousins. Er hat sich allein durch stundenlanges Sehen von Marx-Brothers-Videos von den Schmerzen seiner rheumatischen Erkrankung befreit, einen Bestseller darüber geschrieben und damit die Welle der Lachbewegung losgetreten.

Lachen als Therapie ist mittlerweile nicht nur in esoterischen Zirkeln beliebt, sondern hält Einzug in die Medizin. Nicht, dass jetzt jeder Arzt, der seinen Beruf ernst nimmt, Komiker werden müsste. Aber der alte Glaubenssatz, dass Kranke nichts zu lachen haben, weicht zunehmend der Einsicht, dass Heiterkeit den Umgang mit Krankheit für alle Beteiligten erleichtert und ein Krankheitsbild sogar positiv beeinflussen kann.

Humor schafft am schnellsten eine Verbindung zwischen Menschen. Eine auflockernd-humorvolle Bemerkung des Arztes kann helfen, das Vertrauen der Patienten schnell zu gewinnen, und damit die notwendige Voraussetzung für offene Gespräche schaffen – auch über ernste und bedrohliche Themen.

Ärzte, die Patienten mit angemessenem Humor begegnen, setzen Zeichen gegen Hilflosigkeit und Angst. Und eigentlich ist es ja eine ureigene ärztliche Aufgabe, Menschen aufzumuntern, ihre Stimmung zu verbessern und ihre Lebensfreude zu fördern.

Krankheit und Heiterkeit schließen sich also keinesfalls aus. Selbst bei schwer kranken und sterbenden Patienten ist Humor eine gute Medizin, denn auch ihnen verhilft er zu leichteren Momenten, die ihre Situation erträglicher machen. Um diese Momente für die Kranken entstehen zu lassen, organisieren inzwischen viele Palliativstationen und Hospize Auftritte von »Klinikclowns«, die bei den Patienten positive Erinnerungen aus der Vergangenheit wecken und an ihr heiteres Selbst rühren. Die Idee der Klinikclowns entstand Mitte der 1980er Jahre in Amerika und hat sich vor 15 Jahren auch hierzulande etabliert. Zunächst besuchten die speziell geschulten Clowns vor allem krebskranke Kinder, später auch zunehmend todkranke oder sterbende ältere Menschen. Der Kabarettist Eckart von Hirschhausen hat die Idee übrigens von Anfang an aktiv unterstützt. Seine Stiftung HUMOR HILFT HEILEN bringt Clowns in die Krankenhäuser, bildet sie aus und organisiert Seminare, in denen Pflegekräfte lernen, der Belastung ihres Berufsalltags mit Humor entgegenzuwirken. Noch gäbe es viele Kliniken, die ein Lächeln mehr brauchen können, meint von Hirschhausen: »Lachen sollte die einzige Infektion sein, die man sich im Krankenhaus holen kann.«

# 17 ... weil Ärzte von Stewardessen angestrahlt werden

**»Ist ein Arzt an Bord?« Diese Frage müssen Flugbegleiter immer wieder während eines Fluges durchgeben. Zum Glück meldet sich meistens einer, der »Hier!« ruft.**

Dramatische Szenen über den Wolken: Auf dem Flug zwischen Atlanta und München setzen bei einer schwangeren Frau plötzlich Wehen ein. Unter den Passagieren sind schnell zwei Ärzte gefunden, die bei der Geburt des Kindes helfen. Doch das Neugeborene hat einen Herzstillstand und muss wiederbelebt werden. Zum Glück befindet sich das notwendige medizinische Gerät an Bord – und zufällig sind beide Ärzte auch noch Herzspezialisten. Bei der Landung sind Mutter und Kind den Umständen entsprechend wohlauf.

Nicht immer sind medizinische Notfälle im Flugzeug so gravierend, doch sie passieren gar nicht so selten. Bei jährlich zwei Milliarden Flugreisenden weltweit kommt es im Durchschnitt zu etwa 400 000 solcher Zwischenfälle an Bord – die Mehrzahl davon ist eher harmlos, doch mehr als 10 Prozent sind ernsthafte Notfälle, von denen etwa 2500 tödlich verlaufen. Geburten an Bord machen übrigens nur 2,5 Prozent aller Notfälle aus, auch deshalb, weil die meisten Fluggesellschaften aus Sicherheitsgründen keine Hochschwangeren mehr befördern.

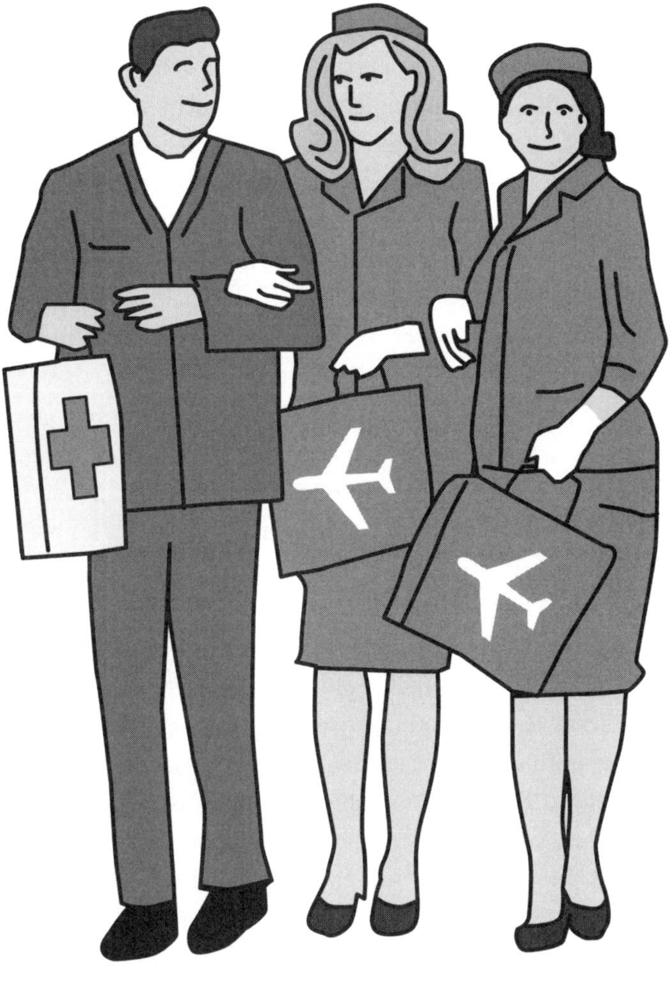

Die häufigsten Notfälle an Bord betreffen Magen- und Darmprobleme, gefolgt von Herz-Kreislauf-Störungen, Atembeschwerden und Kopfverletzungen. Auch bereits bestehende Erkrankungen verschlimmern sich im Flugzeug mitunter akut, etwa wegen des niedrigen Luft- und Sauerstoffpartialdrucks in der Kabine oder der geringen Luftfeuchtigkeit. Das Bordpersonal ist zwar darin geschult, Erste Hilfe zu leisten. Doch nicht selten brauchen Passagiere professionelle medizinische Unterstützung. Wenn dann über den Bordlautsprecher die Frage »Ist ein Arzt an Bord?« gestellt wird, meldet sich in immerhin 80 bis 90 Prozent der Fälle mindestens ein zur Notfallhilfe bereiter Arzt.

**Ärzte helfen über den Wolken rund 400 000-mal im Jahr.**

Mein bisher einziger Einsatz an Bord geschah bei einem Flug von München nach Düsseldorf. Eine Passagierin hatte eine Kreislaufschwäche erlitten, die Untersuchung ergab aber, dass kein Grund zur Sorge bestand. Die Stewardess, bei der ich mich gemeldet hatte, war daraufhin sichtlich erleichtert und schenkte mir ein wunderbares Lächeln – ein echtes, nicht das bei der Begrüßung oder beim Service aufgesetzte Berufslächeln. Allein das lohnte den Einsatz. Gut möglich übrigens, dass es nicht mein letzter Einsatz dieser Art war. Laut Statistik kommt es im Leben eines Arztes 1,9-mal vor, dass er auf einer Flugreise medizinische Notfallhilfe leistet.

Für die Notfallsituation an Bord eines Flugzeugs werden sogar spezielle zertifizierte Schulungen angeboten. Bei einem Fortbildungsprogramm der International Air Transportation Association lernen Ärzte in Full-Motion-Kabinensimulatoren, was bei einem medizinischen Einsatz während eines Fluges zu beachten ist. Bestätigt wird diese Schulung mit einer sogenannten Flying Doctor Card, die Kursteilnehmer für den Notfall an Bord als qualifizierte Ärzte ausweist und ihnen je nach Fluglinie verschiedene Vergünstigungen in Aussicht stellt.

Die hohe Wertschätzung der Fluggesellschaften für den Arzt an Bord äußert sich auch darin, dass etwa die Lufthansa mehrere Tausend Flugmeilen an Ärzte verschenkt, die sich im Bonusprogramm unter Angabe ihrer Fachrichtung registrieren lassen. Im Notfall kann der Arzt vom Bordpersonal rasch über die Passagierliste gefunden und gezielt angesprochen werden.

Zumindest die großen Fluggesellschaften sorgen auch für eine gut sortierte medizinische Ausrüstung an Bord. Neben dem Erste-Hilfe-Koffer, dem Arztkoffer und automatischen Defibrillatoren stehen meistens auch Intubationszubehör mit Beatmungsbeutel und Absauggerät, mehrere Infusionslösungen und ein umfangreiches Medikamentensortiment bereit. Einige Fluggesellschaften halten sogar EKG-Geräte vor, mit denen eine funktechnische Verbindung zu Spezialisten am Boden hergestellt werden kann.

Die Dienstmaschine der Kanzlerin, die neue »Konrad Adenauer«, lässt sich sogar mit wenig Aufwand in eine fliegende Intensivstation umwandeln, in der bis zu vier Patienten mit lebensbedrohlichen Erkrankungen behandelt werden können. Bei nahezu jedem Flug von Angela Merkel sind außerdem mindestens ein Arzt und ein Rettungsassistent mit an Bord. Bislang blieb ihnen der Notfalleinsatz erspart – doch für den Fall der Fälle dürfte ihnen das dankbare Lächeln der Kanzlerin sicher sein.

# 18 ... weil Ärzte es mit Sterneköchen aufnehmen können

**Die Ärzte des Mittelalters waren stets zugleich Ernährungstherapeuten.**

Seitdem unseren Urahnen klar geworden war, dass Gekochtes besser schmeckt als Rohes und überdies der Gesundheit wesentlich zuträglicher ist, sind die Heilkunst und die Kochkunst enge Verbündete. Die Kunst, Fleisch, Fisch, Früchte oder Getreide durch Erhitzen und Würzen zu leckeren, nahrhaften und gesunden Speisen zuzubereiten, nahm schon in der Antike einen hohen Stellenwert ein. Köche und Ärzte arbeiteten Hand in Hand, und viele Heilkundige verfassten Kochanweisungen für den medizinischen Gebrauch. Bei der Zusammenstellung der Mahlzeiten folgte man der »Viersäftelehre«, auch »Humoralpathologie« genannt. Sie geht zurück auf den griechischen Arzt Galen und besagt, dass Krankheiten eintreten, wenn die vier im Körper zirkulierenden Säfte – Blut, Schleim und gelbe sowie schwarze Galle – ins Ungleichgewicht geraten. Deshalb sah es der Arzt als seine Hauptaufgabe an, die Harmonie der Körpersäfte durch die Verordnung entsprechender Speisen wiederherzustellen. Die Viersäftelehre prägte die Medizin und die Esskultur bis ins Mittelalter. Nach dem Motto »Ein guter Koch ist ein halber Arzt« fand Gesundheitsvorsorge vor allem in der Küche statt. Denn auch mangels wirksamer Behandlungsmethoden galt die richtige Ernährung als bester Schutz gegen

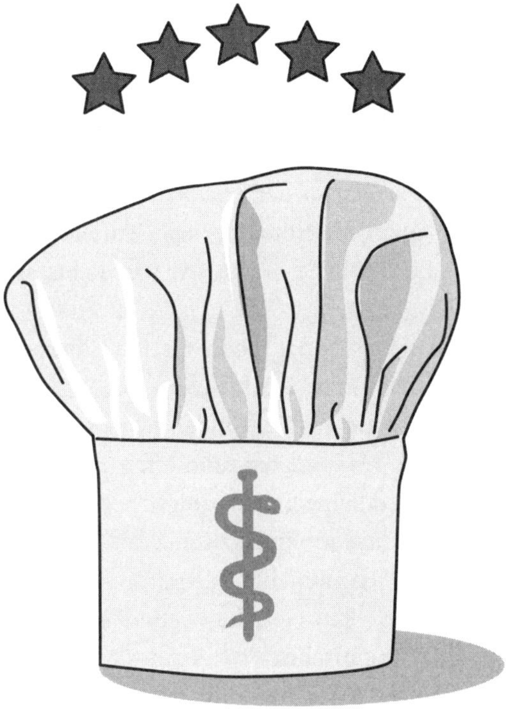

Krankheiten. Deshalb glich die mittelalterliche Apotheke eher einem Kolonialwarenladen, in dem neben Medikamenten vor allem ein reichhaltiges Sortiment an Heilpflanzen, Süßigkeiten, Kräutern und Gewürzen angeboten wurde.

Im frühen 17. Jahrhundert kam es dann zu einem radikalen Wandel der Koch- und Essgewohnheiten, ausgelöst durch die medizinischen Erkenntnisse des Schweizer Arztes Paracelsus, der bereits im 16. Jahrhundert wirkte. Gegen die scharfe Kritik seiner gelehrten Zeitgenossen verwarf er die Viersäftelehre und machte stattdessen das Ungleichgewicht von Schwefel, Quecksilber und

Salz für Krankheiten verantwortlich. Seine Lehre setzte sich zunächst bei hochgestellten Persönlichkeiten durch, deren Leibärzte auch für die Ernährungsberatung verantwortlich waren und die sich eng mit den Leibköchen abstimmten. Die vielleicht folgenreichste Veränderung auf den Tafeln der Wohlhabenden war die Verbannung des Zuckers aus den Hauptspeisen und die Erfindung des Desserts als süßen Abschluss der Speisenfolge. Damit hat der Arzt Paracelsus die westliche Küche, wie wir sie bis heute kennen, mitgeprägt.

Ein moderner Vertreter der medizinisch fundierten Kochkunst war der französische Arzt, Kochlehrer und Kochbuchschreiber Édouard de Pomiane, der als Begründer der Nouvelle Cuisine gilt. Er war von 1901 bis 1943 am renommierten Pariser Institut Pasteur tätig und veröffentlichte neben zahlreichen wissenschaftlichen Werken mehrere Dutzend international bekannte Kochbücher. Darin beschrieb er nicht nur die Zubereitung von einfachen und leichten Gerichten, sondern erklärte auch die chemischen Prozesse des Kochens.

**Ärzte und Köche haben in der »Lehre von der Harmonie der Säfte« sehr viel gemeinsam.**

Auch der kulinarische Trend der Molekularküche lässt die uralte Verbindung zwischen Koch- und Heilkunst wieder aufleben. In den Küchen einschlägiger Avantgarde-Restaurants hantieren die Köche mit Spritzen, Pipetten oder Rotationsverdampfern, bereiten Gebäck in flüssigem Stickstoff zu und würzen mit Lecithin, Natriumcitrat oder Xanthan. Voraussetzung für diese Art der Kochkunst sind solide Kenntnisse in Biochemie und Physik – wissenschaftliche Grundlagen, die auch im Medizinstudium vermittelt werden.

Ärzte und Köche eint offenbar weit mehr als ihre weiße Dienstkleidung. Außergewöhnlich viele Mediziner greifen leidenschaftlich gerne zum Kochlöffel. Michael Hauch, ein Kinderarzt aus

Düsseldorf, hat es mit seinen Kochkünsten sogar ins Sternerestaurant geschafft: Einmal in der Woche kocht er im traditionsreichen Victorian unweit der Königsallee. Mit seiner Kochleidenschaft hat er nicht nur den Hobbykochwettbewerb von Wolfram Siebeck gewonnen, sondern auch das Vertrauen seiner Patienten. »Mit Gesprächen über Essen und Kochen bekomme ich rasch Zugang zu den Kindern und ihren Müttern, auch wenn sie aus anderen Kulturkreisen kommen«, erklärt Hauch. »Nahrung ist für den Menschen das Elementarste, deshalb interessiert mich als Arzt, was und wie meine Patienten essen. Und gerade bei Kindern ist die Kenntnis ihrer Essgewohnheiten ein wichtiger Teil der Diagnose.« Weil selbst zubereitete Mahlzeiten gesund sind und die Sinne der Kinder für das ganze Leben schulen, veröffentlicht der Kinderarzt auf seiner Website monatlich Rezepte – Gerichte aus aller Welt, die leicht nachzukochen sind und garantiert beim Nachwuchs ankommen. Gutes und richtiges Essen ist eben oft die beste Medizin – die leckerste auf alle Fälle.

# 19 … weil Ärzte beste Chancen beim anderen Geschlecht haben

**Sie sind verantwortungsbewusst, einfühlsam und wissen im Ernstfall, was zu tun ist. Arzt und Ärztin gelten als Traumpartner schlechthin.**

Wenn es um die Partnerwahl geht, ist ein abgeschlossenes Medizinstudium ungemein nützlich. Alle einschlägigen Erhebungen bestätigen, dass sich die Mehrheit der befragten Frauen und ein Großteil der Männer einen Arzt oder eine Ärztin als Traumpartner wünschen. Single-Frauen fühlen sich von Ärzten so stark angezogen, dass sie sie auf Platz eins ihrer Favoritenliste setzen. Männer auf Partnersuche bevorzugen zwar Juristinnen und Stewardessen, aber Ärztinnen landen immerhin auf dem dritten Platz. Das ergab eine Umfrage der Partnervermittlungsagentur Parship in Zusammenarbeit mit der Universität Bremen. Was aber macht Mediziner beim anderen Geschlecht so begehrt?

Wichtige Gründe sind sicher der relativ gute Verdienst zusammen mit dem hohen gesellschaftlichen Ansehen und Bildungsniveau. Aber auch Eigenschaften, die typischerweise dem ärztlichen Berufsstand zugeschrieben werden, spielen eine Rolle. Ärzte gelten als verantwortungsbewusst, vertrauenswürdig, fürsorglich und belastbar. Sie müssen zuverlässig sein, gut kommunizieren können, eine hohe Frustrationstoleranz besitzen und sich an ethischen Werten orientieren. Welche Frau und welcher Mann würde sich nicht wünschen, ein solch perfektes Wesen als Lebensgefährten an der Seite zu haben? Auch der praktische Nutzen eines solchen Partners ist nicht zu unterschätzen: Er kann jederzeit – auch mitten in der Nacht – ohne schlechtes Gewissen in gesundheitlichen Angelegenheiten konsultiert werden. Deshalb sind Ärzte auch besonders gern gesehene Schwiegersöhne oder Schwiegertöchter.

**Bei Partnervermittlungen steht der Arzt immer auf Platz eins.**

Die weit verbreitete Ansicht, Ärzte hätten niemals Freizeit und würden ihre Familie notorisch vernachlässigen, scheint die Befragten offensichtlich kaum zu schrecken und ist zudem nur bedingt zutreffend. Zweifellos ist die Arbeitsbelastung von Ärzten hoch, ihre Arbeitszeiten eher unregelmäßig, und die Arbeitstage sind häufig lang. Doch zumindest der ärztliche Nachwuchs legt deutlich mehr Wert auf ein Privatleben, das den Namen wirklich verdient. Eine Studie über die Lebensgestaltungswünsche von Medizinstudenten hat ergeben, dass Familie für die angehenden Ärzte oberste Priorität genießt. Zwei Drittel der Befragten erklärten das Privatleben für ebenso wichtig wie das Berufsleben, und satte 87 Prozent äußerten den Wunsch, später mindestens zwei Kinder haben zu wollen.

Die neue Ärztegeneration will nicht mehr allzeit bereitstehen und fordert verlässlichere Arbeitszeiten und Betreuungsmöglichkeiten für Kinder. Um dem drohenden Fachärztemangel vorzubeugen, richten sich deshalb immer mehr Arbeitgeber auf das gewandelte Rollenverständnis ein. Inzwischen bieten viele Krankenhäuser ihren Mitarbeitern Kindergartenplätze, Tagesmütter-Hotlines oder Feriencamps für den Nachwuchs an und unterstützen flexible Arbeitszeitmodelle. Die Zahl der Teilzeitstellen für Ärzte ist in den letzten zehn Jahren stark gestiegen.

Die Suche nach dem geeigneten ärztlichen Traumpartner lässt sich übrigens ganz bequem vom häuslichen Computer aus bewerkstelligen. Die Single-Börse doctor-dating.de richtet sich unter dem Leitspruch »Liebe ist die beste Medizin« speziell an Menschen, die im Gesundheitswesen arbeiten. Gegründet wurde die Internetplattform vom Flensburger Zahnarzt Erland Freij. Er selbst empfand die Suche nach einer geeigneten Partnerin bei herkömmlichen Online-Angeboten als äußerst zeitraubend und frustrierend und entschloss sich deshalb kurzerhand, ein spezielles Portal für Ärzte und sonstige hilfreiche Helfer einzurichten – damit die Suche nach dem neuen Glück von vornherein in die passende Bahn gelenkt wird.

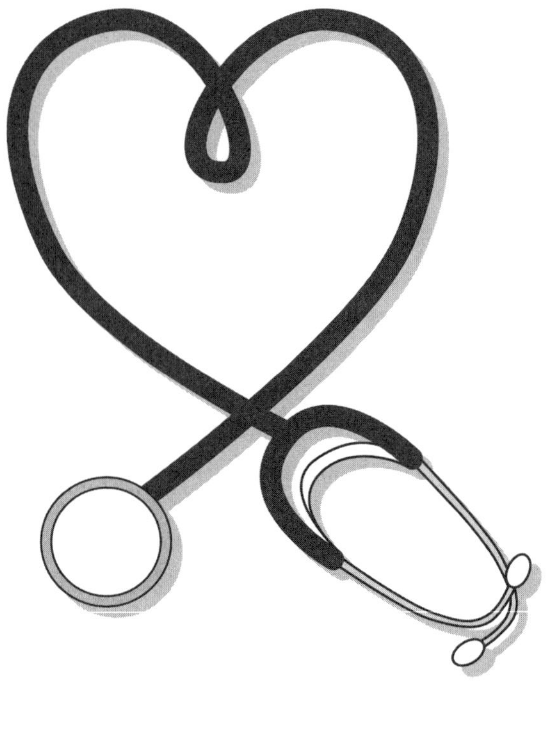

# 20 … weil Ärzte auch Ingenieure sein können

**Dr. med. Dr.-Ing. – Technik und Medizin rücken immer enger zusammen, und die Doppelqualifikation birgt erstaunlich innovatives Potenzial.**

Im Oktober 1958 gelingt in einer Stockholmer Klinik ein bahnbrechender Eingriff. Einem todkranken Patienten wird der erste voll implantierbare Herzschrittmacher der Welt eingesetzt. Mit am Operationstisch steht der Erfinder des Gerätes, der Arzt und Ingenieur Rune Elmquist. Der Patient wird gerettet und bekommt im Laufe seines Lebens 22 weitere Herzschrittmacher, bevor er im gesegneten Alter von 86 Jahren stirbt. Bis heute hat Elmquists medizinisch-technische Pionierleistung Millionen von Menschen das Leben gerettet. Nicht selten resultieren innovative Ideen wie der Herzschrittmacher aus der kongenialen Verbindung von medizinischem und technischem Wissen und gehen auf Ärzte zurück, die, wie Elmquist, zugleich eine Ingenieurausbildung haben. Vielfach arbeiten Ärzte mit dieser Doppelqualifikation in der Orthopädie und Unfallchirurgie, schließlich ist für die Behandlung von Knochenbrüchen, die Implantation von künstlichen Gelenken oder die Korrektur von Fehlstellungen des Bewegungsapparats technisches Wissen unabdingbar.

Das brachte Gerhard Melcher bereits mit, als er sein Medizinstudium begann. Dazu motiviert haben den Maschinenbauinge-

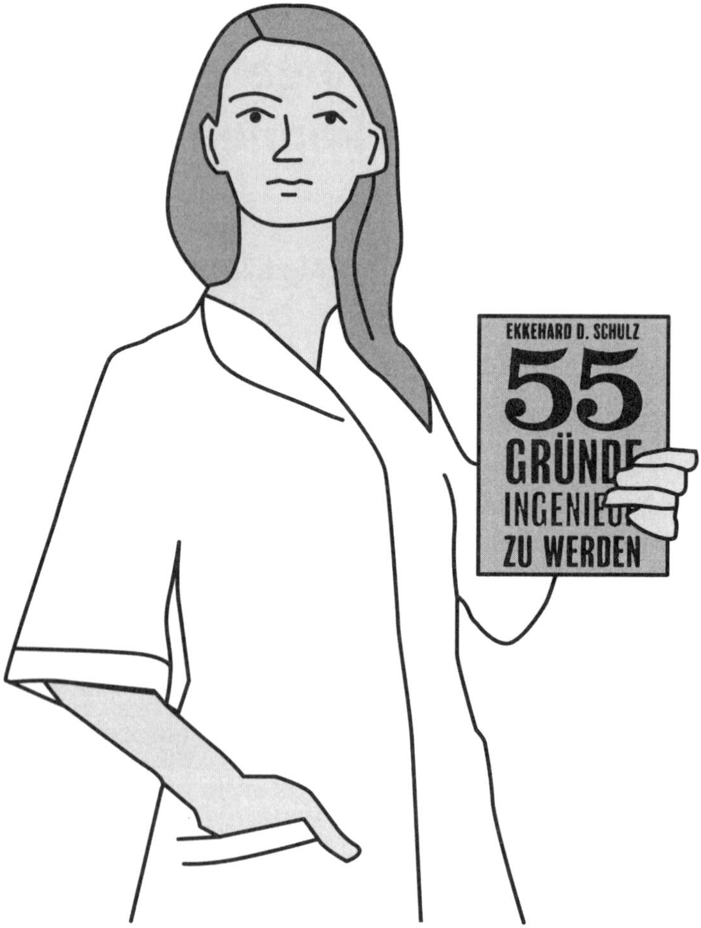


nieur die eigenen schmerzhaften Erfahrungen. Als Skikunstspringer im Nationalteam lag er oft mit Knie- oder Sprunggelenksverletzungen im Krankenhaus und konnte mit seinen Ärzten vortrefflich über die Gesetze der Mechanik fachsimpeln. Heute behandelt

Melcher selbst Patienten – als Facharzt für Orthopädie und Unfallchirurgie in einem Krankenhaus in Thailand.

Angesichts der Allgegenwart von Medizintechnik in Kliniken und Praxen braucht heute eigentlich fast jeder Arzt ein Quäntchen Ingenieurstalent. Ob Diagnostik, Therapie, Rehabilitation oder Prävention – komplexe medizinische Apparaturen und Instrumente sind aus dem Ärztealltag nicht mehr wegzudenken. In den vergangenen Jahrzehnten hat kaum ein anderer Bereich so rasante Fortschritte gemacht wie die Medizintechnologie. Ärzte diagnostizieren mit Hilfe von hochauflösenden dreidimensionalen Computerbildern, operiert wird durchs »Schlüsselloch« mit millimetergroßen und kamerabestückten Sonden, und computergestützte Navigationssysteme sorgen für höchste Präzision bei chirurgischen Eingriffen. Diese enge Verbindung von medizinischem und technischem Know-how inspiriert viele Ärzte dazu, durch das Studium der Ingenieurwissenschaft die Funktionsweise der eingesetzten Technik und Apparaturen besser zu verstehen.

**Kaum ein anderer Bereich entwickelt sich so rasant wie die Medizintechnologie.**

Zum Beispiel Erich Wintermantel. Als Neurochirurg benutzte er Hightechgeräte, und es wurmte ihn, nicht wirklich zu wissen, wie sie funktionieren. Deshalb besuchte er zusätzlich Vorlesungen für Ingenieure und habilitierte sich mit einer Arbeit über Hüftprothesen aus biokompatiblen Werkstoffen. Seit 2000 ist Wintermantel Ordinarius für Medizintechnik an der TU München und richtete dort Deutschlands ersten Masterstudiengang für dieses Fachgebiet ein. Das viersemestrige Studium wendet sich an Ärzte, Maschinenbauer und Naturwissenschaftler, die die Anwendung der Mechatronik in der Medizin lernen möchten. Die ausgebildeten Ärzte belegen vorrangig ingenieurwissenschaftliche Fächer, während die Maschinenbauer sich medizinisches Wissen aneignen.

Wintermantel betrachtet die Medizintechnik als führende Technologie der Zukunft, denn sie spielt eine entscheidende Rolle bei der Beantwortung der Frage, wie in einer alternden Gesellschaft ein Leben in Würde gesichert werden kann. Sein eigener Fachschwerpunkt – biokompatible Werkstoffe und Tissue Engineering – eröffnet dafür spannende Perspektiven. Diese Technologie verwendet statt künstlicher Implantate Gewebeersatz, der aus den körpereigenen Zellen erzeugt wird. Daraus können zum Beispiel Herzklappen hergestellt werden, die nach der Implantation im Kindesalter mitwachsen. Vielleicht kann sich der menschliche Körper in absehbarer Zeit sogar selbst reparieren – mit Hilfe von Verfahren und Materialien, die an der Schnittstelle zwischen Medizin und Ingenieurwesen entwickelt wurden.

# 21 … weil Ärzte bei Formel-1-Rennen mitmachen

**Ob bei der Königsklasse des Rennwagensports, beim 24-Stunden-Rennen auf dem Nürburgring oder bei der Rallye Dakar – im Profi-Motorsport sind Rennärzte ein Muss.**

Heulende Motoren, quietschende Reifen und Benzingeruch sind dem Allgemeinmediziner Karl R. Schuster bestens vertraut. Früher ist er selbst Autorennen gefahren und hat dann sein Hobby zum Beruf gemacht. Gemeinsam mit Matthias W. Hötzel betreut er die Rennpiloten der großen Rennställe im Boxenstopp und zwischen den Rennen. Neben ihrer Gemeinschaftspraxis in Montabaur unterhalten die beiden Ärzte eine eigene Firma, die sich auf die medizinische Versorgung von Rennfahrern spezialisiert hat. »Mich reizt die besondere Atmosphäre beim Rennsport, der Adrenalinstoß, den man bekommt, das Fiebern mit dem Team«, erzählt Schuster in einem Artikel der *Medical Tribune*, und sein Kollege ergänzt: »Die eigene Anspannung und die Herausforderung, die Fahrer über die gesamte Zeit des Rennens topfit zu halten, machen die Faszination unserer Arbeit aus.«

Besonders hoch ist die körperliche und mentale Belastung der Rennpiloten bei Langstreckenrennen. Wenn sie in ihren Boliden mit mehr als 300 Stundenkilometern über die Strecke rasen, steigt die Temperatur im Inneren des Wagens auf bis zu 80 Grad Celsius. Der Körper wird von Vibrationen und Querbeschleunigungen durchgeschüttelt, die Atmung durch Abgase und Öltropfen erschwert. Häufig klagen die Rennfahrer beim Boxenstopp über Übelkeit, Hustenreiz und Bindehautreizung oder über Sodbrennen, das durch die starken Erschütterungen verursacht wird. Auch die erhöhten Körperkerntemperaturen von bis zu 40 Grad Celsius setzen den Fahrern zu. In den Pausen zwischen den Runden kühlen die Rennärzte das Gesicht, die Augenpartie, die Füße und den Rumpf der Rennpiloten, reichen Mineralienmischungen und versorgen kleinere Verletzungen.

Für Notfalleinsätze sind sie allerdings nicht zuständig, dafür muss sich nach Rennsportregeln ein bis zu 15-köpfiges Ärzteteam auf dem Gelände zur Verfügung halten. Entlang der Strecke stehen mehrere Rettungswagen mit speziell geschulten Rennärzten bereit, und auf der Rennstrecke fahren oft medizinische Interventionsfahrzeuge, die mit einem Fahrer und einem Rennarzt besetzt sind. Ein bis zwei Ärzte befinden sich auch bei den sogenannten Extrication Teams, die zum Einsatz kommen, wenn ein Rennfahrer aus seinem Wagen befreit werden muss. Zu den großen Rennstrecken, etwa dem Nürburgring, gehört auch ein mit Rennärzten und Chirurgen besetztes »Medical Center«. Dort werden die Unfallopfer mit sämtlichen Mitteln der Hightechmedizin erstversorgt und stabilisiert. Außerdem steht ein Operationssaal mit speziellem Bereich für Verbrennungsverletzungen zur Verfügung. Zwar kommt es bei Autorennen immer wieder zu spektakulären Unfällen, doch dank des professionellen medizinischen Versorgungsnetzes kann das Schlimmste oft vermieden werden.

**Sobald es gekracht hat, entscheidet der leitende Rennarzt, ob ein Bruchpilot noch fahren darf.**

Koordiniert werden alle Notfalleinsätze von einem leitenden Rennarzt, der während des Rennens bei der Rennleitung sitzt.

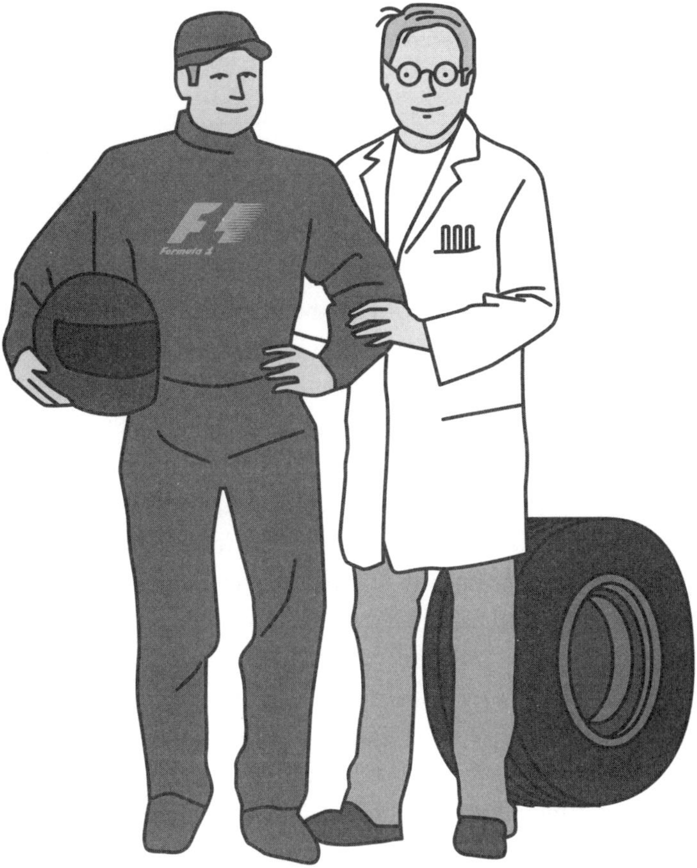

Sobald es gekracht hat, entscheidet er, wie es weitergeht, ob ein Bruchpilot noch fahren darf oder behandelt werden muss. Michael Scholz etwa ist leitender Rennarzt bei der Formel 1. Daneben arbeitet der Orthopäde und Anästhesist in einer kleinen Klinik nahe Magdeburg. Schon im Vorfeld des Rennens muss er die Kliniken, in denen die Fahrer im Notfall versorgt werden, aufsuchen und sich versichern, dass alles Notwendige bereitsteht. Zur Vorbereitung gehören auch Übungen mit den Rettungskräften, die an der Rennstrecke postiert sind. Dabei spielt Scholz mit dem Team oft die komplette Rettungskette bis zur Klinik durch. »Vom Unfall bis zur klinischen Behandlung sollten nicht mehr als 15 Minuten vergehen«, so Scholz. »Wir arbeiten vor den Augen der Zuschauer und der Medien und können uns keinerlei Pannen erlauben.«

Als leitender Rennarzt wird er ebenso wie die Rennärzte entlang der Strecke von der Rennleitung engagiert – im Gegensatz zu den Rennärzten der Fahrerteams, die vom jeweiligen Rennstall verpflichtet werden. Sie betreuen die Rennpiloten auch zwischen den Rennen und setzen alles daran, dass Husten, Schnupfen und Heiserkeit rechtzeitig kuriert sind. Für Rennfahrer können solche kleinen Wehwehchen katastrophale Folgen haben, geht es bei ihrem Sport doch nicht nur um Träume, Karriere und sehr viel Geld, sondern immer auch um ein hohes Risiko.

Als Einstieg für interessierte Mediziner bietet der Deutsche Motorsport Bund übrigens Kurse an. Darüber hinaus sollten sich Rennärzte gut in der Notfallmedizin auskennen, fließend Englisch sprechen und motorsportliche Erfahrung mitbringen, oder wie Karl Schuster meint: »Natürlich muss man auch eine Menge Benzin im Blut haben.«

# 22 … weil Ärzte auch Kunstwerke schaffen

**Bildende Künstler und Ärzte befassen sich mit demselben »Gegenüber«: dem Menschen. Und nicht selten vereint sich die Leidenschaft für Medizin und Malerei in einer Person.**

Dass Frank H. Netter berühmt wurde, hat er seiner rigorosen Mutter zu verdanken. Eigentlich hatte der junge New Yorker Werbezeichner gelernt und arbeitete bereits erfolgreich als Illustrator, unter anderem für die *New York Times*. Doch seiner Mutter erschien das Metier zu unseriös, deshalb drängte sie ihren Sohn zum Medizinstudium. 1933 schloss Netter seine Facharztausbildung zum Chirurgen ab und ließ sich mit einer eigenen Praxis nieder. Finanziert hatte er die Praxisgründung, indem er für Fachbücher medizinische Illustrationen anfertigte. Später verdiente er sich mit anatomischen Zeichnungen für die Informationsmaterialien eines Pharmaunternehmens zusätzliches Geld. Die detailgetreuen Illustrationen, zumeist in Aquarelltechnik gemalt, kamen bei der Ärzteschaft so gut an, dass Netter den Chirurgenberuf an den Nagel hängte und sich ganz der anatomischen Illustration widmete. Bis heute haben sich weltweit Generationen von Medizinstudenten mit seinem Lebenswerk befasst. Die 13-bändige enzyklopädische Sammlung umfasst mehr als 4000 Darstellungen des menschlichen Körpers in gesundem und im kranken Zustand – vom Knochen-

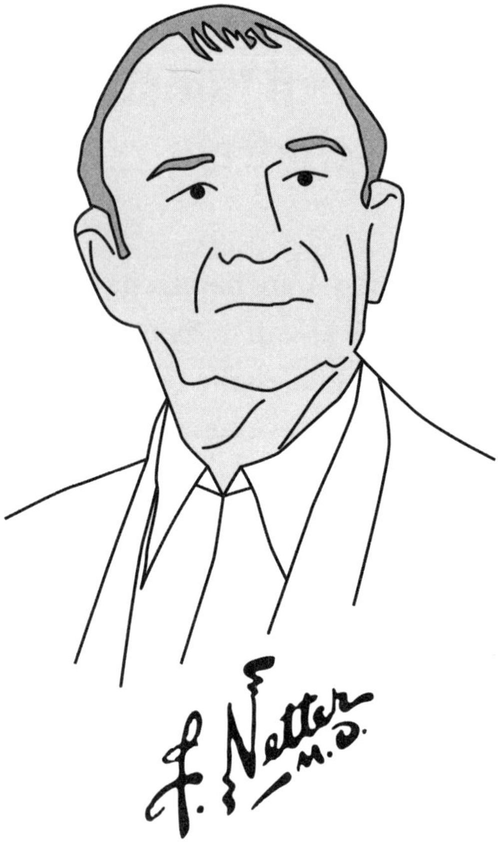

bau über Organe, Muskeln, Blutbahnen, Drüsen und Nervenbahnen bis hin zur Darstellung von Operationsmethoden und von Patienten, die gerade einen Herzinfarkt oder einen Asthmaanfall erleiden. Längst gilt Netter als der größte medizinische Illustrator des 20. Jahrhunderts, manche nennen ihn sogar den »Michelangelo der Medizin«. Nicht zu Unrecht, denn der Chirurg und Maler hinterlässt ein Lebenswerk von eindringlicher und bewegender Bildkraft, die herkömmliche Anatomieatlanten weit überragt.

Die Symbiose von Skalpell und Zeichenstift ist so alt wie die Medizin selbst. Der Legende nach soll auch der heilige Lukas sowohl die Heilkunst als auch die bildende Kunst beherrscht haben und gilt deshalb als Schutzpatron der Ärzte und der Maler. Im 14. Jahrhundert existierte in Florenz eine Gilde, der Ärzte, Apotheker und Maler angehörten. Mit den Darstellungen der menschlichen Anatomie konnten Mediziner neue Erkenntnisse gewinnen und weitergeben. Für Maler wiederum stellte der menschliche Körper ein faszinierendes Motiv dar. Leonardo da Vinci, Michelangelo, Raffael und Tizian haben sogar selbst Leichen seziert, um die menschliche Anatomie zu studieren.

**Der Legende nach soll auch der heilige Lukas sowohl die Heil- als auch die bildende Kunst beherrscht haben.**

Neben der Schrift war der Zeichenstift des Malers viele Jahrhunderte lang das einzige Instrument, um medizinisches Wissen darzustellen, zu dokumentieren und auszutauschen. So manche detailgetreue Abbildung konnte mehr Wissen vermitteln als ein wissenschaftlicher Text.

Erst mit der Erfindung der Fotografie und der Röntgentechnik lockerte sich die Verbindung von Medizin und Malerei, und der Einzug der bildgebenden Verfahren ließ die gemeinsamen Wurzeln der beiden Disziplinen zunehmend in Vergessenheit geraten.

Um jedoch wirklich erfolgreich zu sein, brauchen Ärzte unverändert den von Sorgfalt und Einfühlsamkeit geprägten Blick des Malers für den menschlichen Körper und müssen sich wie dieser auf Wesen, Gefühle und Einzigartigkeit ihres Gegenübers einlassen. Vielleicht war es denn auch nicht zufällig der Arzt *und* Maler Carl Gustav Carus, der als einer der Ersten erkannte, dass sich Mediziner über die rein körperlichen Symptome hinaus mit dem ganzen Menschen beschäftigen müssen. Zwar konnte Carus als Künstler aus dem Schatten seines Freundes und Vorbildes Caspar

David Friedrich nicht heraustreten, machte sich mit seiner schöpferischen Arbeit dennoch einen Namen und gilt als einer *der* universalen deutschen Gelehrten seiner Zeit.

Ein zeitgenössisches Beispiel für einen künstlerisch begabten Arzt ist der gebürtige Peruaner Antonio Máro, der in Deutschland als Chirurg praktizierte und sich von Willi Baumeister, einem der berühmtesten Künstler der Moderne, unterrichten ließ. In den 1970er Jahren hängte Máro seinen Arztkittel an den Nagel und arbeitet seitdem als international anerkannter Maler in Belgien. Oder Wolfgang G. Lehmann. Der inzwischen verstorbene Hamburger Kinderarzt hat viele Werke geschaffen, die den Weg ins Museum gefunden haben. Seine spezielle künstlerische Handschrift erreichte er unter anderem dadurch, dass er die Farbe mit Spritzen und Lumbalpunktionskanülen auf die Leinwand auftrug.

# 23 … weil Ärzte immer ihren Traumjob finden

**Welcher Beruf bietet nicht nur Vollbeschäftigung, sondern auch die größtmögliche berufliche Selbstverwirklichung? Richtig!**

Ärzte werden immer gebraucht. Die Medizingeschichte zeigt, dass zwar einzelne Krankheiten von der Bildfläche verschwinden, dafür aber laufend neue entstehen. Mit der Eindämmung der Infektionskrankheiten stieg die Lebenserwartung, doch damit auch die Zahl der chronischen Erkrankungen. Es ist also davon auszugehen, dass Krankheiten niemals vollständig besiegt werden können.

So gesehen kommt die Entscheidung für ein Medizinstudium gewissermaßen einer Jobgarantie gleich. Wohl in keinem anderen Berufszweig ist Arbeitslosigkeit so selten wie unter Ärzten. Die Bundesanstalt für Arbeit meldete für 2010 nur 2408 arbeitslose Ärzte, gut 9 Prozent weniger als im Vorjahr. Daraus ergibt sich für den Berufsstand der Ärzte die sensationell niedrige Arbeitslosenquote von 0,7 Prozent. Diese Zahl liegt deutlich unter der sogenannten natürlichen Arbeitslosenquote, bei der faktisch Vollbeschäftigung herrscht. Solche traumhaften Berufschancen haben noch nicht mal Ingenieure. Obwohl sie zu den begehrtesten Arbeitskräften des Landes gehören, liegt die Arbeitslosenquote hier bei etwa 3 Prozent.

Zu kaum einer Zeit wurden Ärzte so dringend gesucht wie heute. Der Kassenärztlichen Bundesvereinigung zufolge sind derzeit etwa 3500 Praxen unbesetzt, weil es keine Nachfolger gibt. Eine Lücke, die künftig noch größer wird, denn bis 2020 werden fast 24 000 Hausärzte und 28 000 Fachärzte in den Ruhestand gehen. Dazu kommen knapp 20 000 frei werdende Stellen von Ober- und Chefärzten an Krankenhäusern. Ganz zu schweigen von den schon heute unzähligen Angeboten der Krankenhäuser für junge Ärzte, die sich zu Fachärzten weiterbilden lassen wollen. Unterm Strich scheiden bis Ende dieses Jahrzehnts mehr als 70 000 Mediziner aus der Patientenversorgung aus, bis 2030 sollen fast 165 000 Ärzte fehlen.

**Steigende Arztzahlen bei gleichzeitigem Mangel an Ärzten – das ist real und klingt doch paradox.**

Dabei kann sich die Ärzteschaft über Nachwuchsmangel keineswegs beklagen. Vielmehr steigt die Zahl der bei den Landesärztekammern gemeldeten Mediziner seit Jahren beständig. Standen vor 50 Jahren bundesweit nur 92 000 Ärzte für die medizinische Versorgung der Bevölkerung zur Verfügung, so sind es heute mehr als 400 000.

Steigende Arztzahlen bei gleichzeitig wachsender Nachfrage nach Ärzten – das klingt paradox, ist aber erklärbar. Zum einen führt die Explosion des Machbaren in der Medizin zu einem immer höheren Bedarf an Spezialisten. So stieg zum Beispiel mit dem Durchbruch der Reproduktionsmedizin der Bedarf an entsprechenden ärztlichen Experten, die wiederum der allgemeinen Gynäkologie verloren gingen und damit den ohnehin bestehenden Fachärztemangel dort verschärften. Auch der immer größere Bevölkerungsanteil an älteren Menschen treibt die Nachfrage nach medizinischen Leistungen nach oben. Dazu kommt der allgemeine Trend der Arbeitszeitverkürzung. Im Schnitt arbeiten Ärzte etwa fünf Stunden weniger pro Woche als noch vor 20 Jahren, das heißt, das gegebene Arbeitsvolumen muss auf mehr Köpfe verteilt werden, mehr Ärzte müssen eingestellt werden. So spricht die Bundesärztekammer inzwischen eher vom Mangel an verfügbaren Arztstunden als vom Ärztemangel.

Darüber hinaus arbeiten Ärzte in einem Wirtschaftssektor, der sich immer mehr zur Wachstumslokomotive entwickelt. Für dieses Jahr plant die Gesundheitswirtschaft mit 70 000 zusätzlichen Arbeitsplätzen den größten Stellenzuwachs aller Branchen – das ergab eine Umfrage der Industrie- und Handelskammer. Den weit verbreiteten Krisen- und Konjunktursorgen zum Trotz blickt die Gesundheitswirtschaft optimistisch in die Zukunft und rechnet auch für die kommenden Jahre mit steigendem Personalbedarf.

All diese Entwicklungen tragen zu den exzellenten Berufschancen von Ärzten bei und bescheren ihnen nicht nur die sichere Aussicht auf irgendeinen Arbeitsplatz, sondern auf genau den Job, der ganz oben auf ihrer Wunschliste steht. Im Gegensatz zu vielen anderen Berufen muss auch kein Arzt befürchten, dass er plötzlich von Billiganbietern aus Fernost verdrängt wird oder der Arbeitgeber ihm eröffnet, dass der Arbeitsplatz zwar gesichert, der neue Arbeitsort aber leider nur mit dem Flugzeug zu erreichen ist. Auch die Gefahr, dass am Horizont irgendeine digitale Killerapplikation auftaucht, die den Berufsstand überflüssig macht, ist nicht ernsthaft gegeben. Welche Überraschungen auch immer unser Gesundheitswesen noch bereithalten wird und wie auch immer die digitale Revolution die Arbeitsbedingungen beeinflussen wird, der »echte« Arzt wird immer Konjunktur haben.

# 24 ... weil Ärzte gut und sicher bezahlt werden

**Geld gilt in der Arbeitswelt als die wichtigste Nebensache – als Arzt muss man sich darum keine Sorgen machen.**

Zugegeben, die Zeiten, als ein Medizinstudium automatisch späteren Reichtum garantierte, sind vorbei. Das bedeutet aber keinesfalls, dass sich das Erlernen des Arztberufs heute wirtschaftlich nicht mehr lohnt. Ganz im Gegenteil – die große Mehrheit der heutigen Ärzteschaft ist mit ihrer finanziellen Situation sehr zufrieden. In einer aktuellen Allensbach-Umfrage beurteilten 83 Prozent der befragten Ärzte ihre Finanzlage als gut oder sehr gut. Am besten geht es den Klinikärzten, 93 Prozent von ihnen gaben ein positives Urteil ab. Auch die niedergelassenen Fachärzte gaben an, dass sich ihr Einkommen deutlich verbessert hat. Verhaltener fällt das Urteil der Hausärzte aus, 63 Prozent von ihnen bestätigten, dass es ihnen wirtschaftlich gut geht.

Im Vergleich zum Einkommen in den meisten anderen Berufsfeldern sind Ärzte klar im Vorteil. Ihr durchschnittliches Jahreseinkommen von 142 000 Euro liegt deutlich über dem allgemeinen Durchschnittseinkommen von 32 400 Euro. Auch unter den Akademikern gehören Ärzte zu den Spitzenverdienern – Maschinenbauingenieure mit Universitätsabschluss etwa haben ein Jahreseinkommen von 76 000 Euro, studierte Ökonomen kommen auf

77 800 Euro. Chefärzte verdienen im Mittel 257 000 Euro – etwa so viel wie Geschäftsführer von Wirtschaftsunternehmen. Oberärzte kommen im Jahresdurchschnitt auf ein Gehalt von 113 000 Euro, und Fachärzte im Krankenhaus verdienen im Durchschnitt immerhin noch 82 000 Euro. In kaum einem anderen Beruf kann man als Angestellter in fast unkündbarer Position ähnlich hohe Einkünfte erzielen.

**Im Vergleich zum Einkommen in den meisten anderen Berufsfeldern sind Ärzte klar im Vorteil.**

Die Einkünfte der niedergelassenen Ärzte schwanken je nach Region und Fachrichtung. Der durchschnittliche Praxisumsatz liegt bei gut 200 000 Euro, abzüglich der Praxiskosten erzielen niedergelassene Ärzte im Schnitt rund 90 000 Euro. Meist kommen Einnahmen aus der Behandlung von Privatpatienten oder Selbstzahlern hinzu und nicht selten auch aus Nebentätigkeiten wie zum Beispiel dem Erstellen von medizinischen Gutachten. Dabei genießen niedergelassene Ärzte Sicherheiten, um die sie die meisten Selbstständigen nur beneiden können. Das jährliche Budget, das ihnen von der Kassenärztlichen Vereinigung quasi zugewiesen wird, mag zwar oft wie ein zu enges Korsett wirken, doch es gibt dem Arzt zumindest Kalkulationssicherheit. Auch brauchen sie keinen knallharten Verdrängungswettbewerb zu fürchten, in dem sie von Konkurrenten oder Billiganbietern ausgestochen werden, denn Praxen werden nur dann genehmigt, wenn im jeweiligen Einzugsgebiet Bedarf besteht. Darüber hinaus sorgt die Art und Weise der Abrechnung über die Kassenärztlichen Vereinigungen dafür, dass Ärzte nur in den seltensten Fällen säumigen Zahlern hinterherlaufen müssen. Und im Gegensatz zu vielen anderen Branchen ist das Einkommen der Ärzte kaum von der Qualität ihrer Leistung bestimmt.

Das war nicht immer so. Im antiken Griechenland war der erfolgreiche Arzt meistens auch ein wohlhabender Arzt, denn sein

Honorar war davon abhängig, ob seine Therapien wirkten und die Patienten damit zufrieden waren. Hatte sich der Arzt mit seiner Heilkunst einen Namen in der gehobenen Gesellschaft gemacht, konnte er sogar zu großem Reichtum kommen. Überdies waren Ärzte per Dekret von Steuern und anderen Abgaben befreit und verdienten ihr Geld brutto für netto. Die griechischen Stadtstaaten leisteten sich sogar einen öffentlichen Gesundheitsdienst mit fest angestellten Ärzten. Sie hatten die Aufgabe, alle Bürger kostenlos zu behandeln und auch den Mittellosen zu helfen. Das Prinzip, dass Arme aus Liebe zur Heilkunst kostenfrei zu behandeln sind, stammt von Hippokrates und hat den Grundstein für ein Honorarsystem gelegt, das noch im 19. Jahrhundert Gültigkeit hatte. Bedürftige bekamen die Behandlung umsonst, Normalbürger entsprechend der von ihnen entrichteten Steuern, und Reiche honorierten ihren Arzt nach Belieben – zumeist großzügig. So brachten es manche Ärzte zu Reichtum, während sich die Mehrheit der Heilkundigen mit einem bescheidenen Einkommen begnügen musste und oft einen Teil ihres Honorars in Naturalien bezog.

Die Sitte, seinen Arzt mit Geschenken zu belohnen, hat bis heute überdauert. Auch wenn es sich immer seltener um Naturalien aus Haus, Hof und Garten handelt, zeugen die liebevoll gepflegten »Devotionalienecken« mit kleinen und größeren Mitbringseln aus nah und fern in der Arztpraxis oder im Chefarztbüro von einer sehr speziellen Art der »Honorierung«. Solche Gesten der Dankbarkeit und der Wertschätzung gibt es in kaum einem anderen Beruf – und weil der Mensch nicht vom Brot allein lebt, ist auch das ein unbezahlbar guter Grund, Arzt zu werden.

# 25 … weil Ärzte ein Studium absolvieren, das die Naturwissenschaften zu Lebenswissenschaften zusammenfügt

**Medizinstudenten beschäftigen sich nicht nur mit Krankheiten – sie lernen, das Leben zu verstehen.**

Aus der Ferne sieht das Poster aus wie der Plan des öffentlichen Nahverkehrsnetzes einer futuristischen Megametropole: Auf einer Fläche von 1,4 Quadratmetern kreuzen und verzweigen sich unzählige Linien und bilden ein Gewirr aus verschiedenfarbigen Routen, Ringen und Knotenpunkten, das übersät ist mit kryptischen Buchstaben und Ziffern, Richtungspfeilen, Querverweisen und Planquadraten. Doch mit der Vernetzung von Bus- und Bahnlinien hat die Abbildung nichts zu tun. Vielmehr handelt es sich bei dem komplexen und vielschichtigen System um die Zusammenhänge zwischen den wesentlichen biochemischen Reaktionen in den Zellen von Lebewesen. Das Wandposter heißt »Biochemical Pathways« und wurde auf Anfrage kostenlos von einer großen Pharmafirma verschickt. Zu meiner Studienzeit war das Poster

Kult bei Medizinstudenten, diente es doch nicht bloß der Wanddekoration für Wissenschaftsbegeisterte, sondern auch der Vorbereitung auf die gefürchtete Biochemie-Prüfung.

Welche Eigenschaften und Wirkmechanismen haben Proteine und Peptide, Enzyme und Coenzyme, Nukleinsäuren, Kohlenhydrate und Fette? Welche chemischen Reaktionen laufen im Körper ab, und welche Verbindungen sind daran beteiligt? Wie funktionieren die verschiedenen Stoffwechselwege – von A wie Atmungskette bis Z wie Zitronensäurezyklus – und wie sind sie miteinander vernetzt?

Leben verstehen heißt, seine grundlegenden Prozesse zu kennen. Deswegen werden im Medizinstudium Kenntnisse vermittelt, die so breit aufgefächert sind wie in keinem anderen naturwissenschaftlichen Studiengang. Neben Kenntnissen von den biochemischen Vorgängen erwerben Medizinstudenten physikalisches, biologisches und chemisches Wissen, beschäftigen sich intensiv mit Aufbau, Zellen und Gewebe des menschlichen Körpers und studieren die verschiedenen Körperfunktionen ebenso wie die Entstehung des Lebens und die Entwicklung der Persönlichkeit. Der erste Teil des Medizinstudiums, die sogenannte Vorklinik, ist eine Art Studium generale des gesunden Lebens. Hier steht die Anatomie auf dem Lehrplan, die Biologie, die Chemie und die Physiologie. Dazu kommen noch Soziologie und Psychologie. Nach zwei Jahren absolvieren die Studenten das erste staatliche Examen, das sogenannte Physikum. Ist es bestanden, geht es in den klinischen Abschnitt des Studiums. Hier stehen dann die krankhaften Veränderungen der Körperstrukturen im Vordergrund. Das hier vermittelte Wissen über Krankheiten wird ergänzt um Methoden der Diagnostik und Therapie. Außerdem werden Leistungsnachweise in Querschnitts-

**Leben verstehen heißt, seine grundlegenden Prozesse zu kennen.**

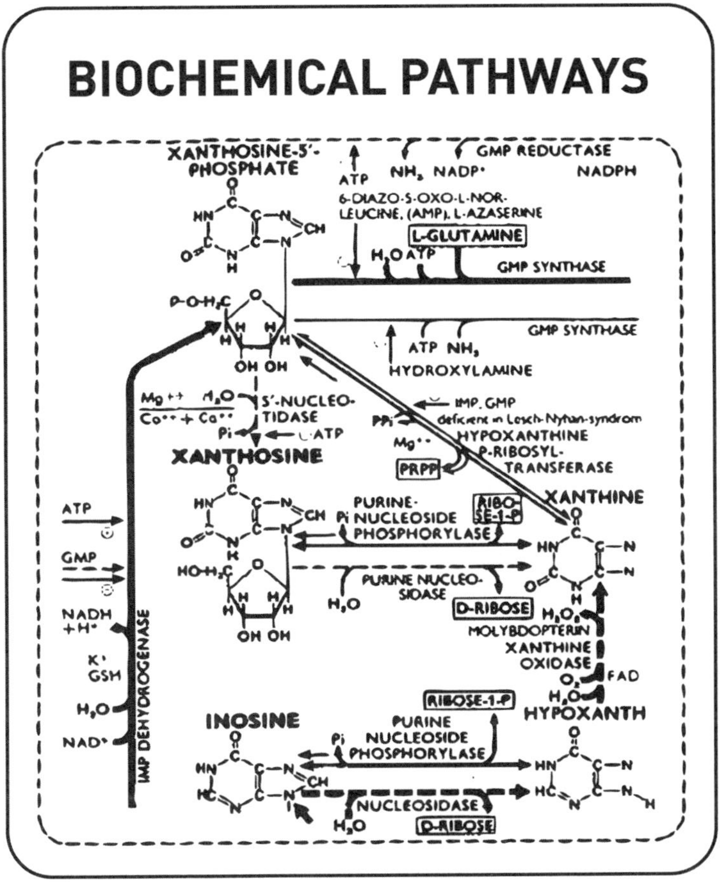


bereichen wie Medizinethik, Prävention oder Sozialmedizin verlangt. Erst im dritten Teil des Studiums, dem praktischen Jahr, steht die Ausbildung am Patienten im Mittelpunkt.

Trotz regelmäßiger praktischer Übungen galt das Medizinstudium lange Zeit als sehr verschult und viel zu theoretisch. Mittlerweile stellen deshalb immer mehr Universitäten ihre Lehrpläne um und bieten ein eher praxisorientiertes Studium an, das schon früh auf den ärztlichen Alltag vorbereitet. An der Berliner Charité zum Beispiel wurde bereits im Wintersemester 1999/2000 ein »Reformstudiengang Medizin« eingerichtet, in dem ab dem ersten Semester der Kontakt zu Patienten dazugehört. Außerdem ist das Studium in Themenblöcke gegliedert, die sich mit den einzelnen Organsystemen und mit den medizinischen Aspekten einzelner Lebensabschnitte beschäftigen. Dazu kommen Seminarangebote zu den Grundlagen ärztlichen Denkens und Handelns und Veranstaltungen zu Philosophie, Kunst, Kulturgeschichte und Persönlichkeitsbildung.

Solche Reformstudiengänge zielen darauf ab, eine Heilkunde zu vermitteln, die den Patienten in den Mittelpunkt stellt und den Menschen als Ganzes betrachtet.

Doch auch in den erneuerten Lehrplänen bleibt die solide naturwissenschaftliche Einführung die Basis der ärztlichen Ausbildung. Das ist umso wichtiger, als die Medizin zunehmend von dem relativ neuen Forschungszweig der Bio- oder Lebenswissenschaften geprägt wird. Denn mit der Entschlüsselung der DNA als Träger der Erbinformation sind Molekularbiologie und Medizin zu den Schlüsselwissenschaften unserer Zeit avanciert. Unter dem Oberbegriff »Lebenswissenschaft« beschäftigen sich Wissenschaftler fächerübergreifend mit der Erforschung des Lebens und bereiten so den Weg für ein völlig neues Denken in der Medizin und im Gesundheitswesen. Je besser die molekularen und genetischen Grundlagen einer Krankheit verstanden werden, desto näher rückt die Möglichkeit einer individualisierten Medizin. Noch sind maßgeschneiderte Therapien nur begrenzt möglich, doch werden solche Behandlungskonzepte schon in absehbarer Zeit ebenso zum medizinischen Alltag gehören wie individuelle Strategien zur Gesundheitsvorsorge. Wenn erst einmal jeder Erkrankte die für ihn wirksamste und gleichzeitig am wenigsten belastende Therapie bekommt, ist damit nicht nur ein wunderbarer Fortschritt für die Patienten erreicht. Auch für unser Gesundheitswesen bringt die individualisierte Medizin Vorteile, weil sie hilft, Kosten für solche Therapien einzusparen, von denen man dann vorher weiß, dass sie nicht den gewünschten Effekt bringen.

**Reformstudiengänge zielen darauf ab, eine Heilkunde zu vermitteln, die den Patienten in den Mittelpunkt stellt.**

Angesichts der Dynamik innerhalb der Lebenswissenschaften ist es sehr wahrscheinlich, dass Medizinstudenten, die heute ihr Studium beginnen, später mit solchen aussichtsreichen Therapie- und Diagnosemöglichkeiten arbeiten können. Allein diese Perspektive lohnt die Anstrengung, die Prozesse des Lebens – auch wenn den meisten Medizinstudenten die endlose Paukerei im Vorklinikum gehörig auf die Nerven geht – von Grund auf verstehen zu lernen. Das sieht die Mehrheit der Studierenden offenbar genauso: Denn trotz der ermüdenden Prüfungsmarathons und der höchst anspruchsvollen Lernstoffe sind es nur 5 Prozent der Medizinstudenten, die vor dem Abschluss aufgeben, so wenige wie in keinem anderen Studienfach. Damit ist das Medizinstudium nicht nur die mit Abstand teuerste, sondern auch die erfolgreichste akademische Ausbildung. Wer einen der begehrten rund 8700 Studienplätze ergattert, wird ihn logischerweise so schnell nicht sausen lassen. Natürlich ist der Durchhaltewille von Medizinstudenten auch deshalb so hoch, weil ihr Studienfach unglaublich spannend und absolut vielseitig ist – und weil sie nach dem Studium mit fast 100-prozentiger Sicherheit ihren Traumjob ergattern. Da beißt man sich doch gerne durch noch so dichte Stoffe und hammerharte Prüfungen.

# 26 … weil Ärzte Topathleten sein können

**Das Sportler-Gen ist bei Ärzten weit verbreitet. Manche Mediziner holen sogar Olympia-Gold oder brechen Weltrekorde.**

Christine Theiss sieht aus wie ein Topmodel, ist promovierte Ärztin – und die einzige Frau, die Kickboxen als Profi betreibt. Tatsächlich: Kickboxen. Bis dato hat sie mehr als 20 Weltmeisterkämpfe gewonnen und gilt damit als erfolgreichste Kickboxerin aller Zeiten. Schon vor ihrem Medizinstudium in München errang sie den Titel der deutschen Meisterin im Kickboxen – und während ihrer Studienzeit ging es mit der Sportlerkarriere steil bergauf – erst Vize-Europameisterin, dann Vize-Weltmeisterin und 2005 endlich Weltmeisterin. Als Christine Theiss mit 26 Jahren ins Profilager wechselte, arbeitete sie gerade an ihrer Doktorarbeit über Stammzellentherapie bei Herzinfarktpatienten. Mit viel Disziplin und einem straff getakteten Tagespensum brachte sie Kickboxen und Promotion unter einen Hut: von sechs bis neun Uhr Training, dann Schreibtisch, Mittagspause, Schreibtisch und abends wieder Training. »Beim Boxen höre ich auf meinen Körper, bei der Promotion auf meinen Kopf«, sagt die heute 32-Jährige, die nebenher Fernsehshows moderiert und in ihrer Freizeit ehrenamt-

**»Beim Boxen höre ich auf meinen Körper, bei der Promotion auf meinen Kopf.«**

lich bei einer Hunderettungsstaffel arbeitet. Ihren Traum, die beste Kickboxerin der Welt zu werden, hat sie schon verwirklicht, die Karriere als Ärztin steht ihr noch bevor.

Topathlet mit Doktortitel – eigentlich eine gar nicht so überraschende Kombination, schließlich weiß jeder Arzt, wie der menschliche Körper funktioniert, wie dessen Leistungsfähigkeit verbessert werden kann und wo die körperlichen Belastungsgrenzen sind. Dieses Wissen lässt sich natürlich auch für das eigene Training einsetzen – von der Eigenanalyse der Bewegungsabläufe über die Verbesserung der Atemtechnik bis hin zur Zusammenstellung eines sportgemäßen Ernährungsplans.

Mark Warnecke zum Beispiel, Arzt und mehrfacher Weltmeister im Brustschwimmen, hat es dank seiner medizinischen Kompetenzen geschafft, der älteste Weltmeister in der Geschichte des Schwimmsports zu werden. Schon während seines Medizinstudiums hat er Weltmeisterschaften gewonnen. Doch dann vernachlässigte er seine sportlichen Aktivitäten zugunsten des Arztberufs. Im harten Klinikalltag sind unregelmäßige Mahlzeiten, Fast Food und Mitternachtssnacks keine Seltenheit, und mit 35 Jahren ist Warnecke völlig außer Form geraten. Als er zufällig eine klinische Studie über Aminosäuren liest, mischt er ein eigenes Proteinpräparat zusammen, das in Kombination mit regelmäßigem Schwimmtraining rasch Wirkung zeigt. Warnecke verliert nicht nur an Gewicht, sondern baut auch genug Muskeln auf, um sich erneut dem Wettkampf zu stellen. Bei den Weltmeisterschaften in Montréal gewinnt er Gold über 50 Meter Brust, ein Jahr später wird er in dieser Disziplin zum zehnten Mal deutscher Meister. Seit 2007 hat sich Warnecke vom Leistungssport verabschiedet, macht als Ernährungsmediziner Spitzensportler fit und vertreibt sein absolut legales »Dopingmittel« erfolgreich auf dem Markt.

Gut im Geschäft und als Arzt hoch angesehen ist auch Tho-

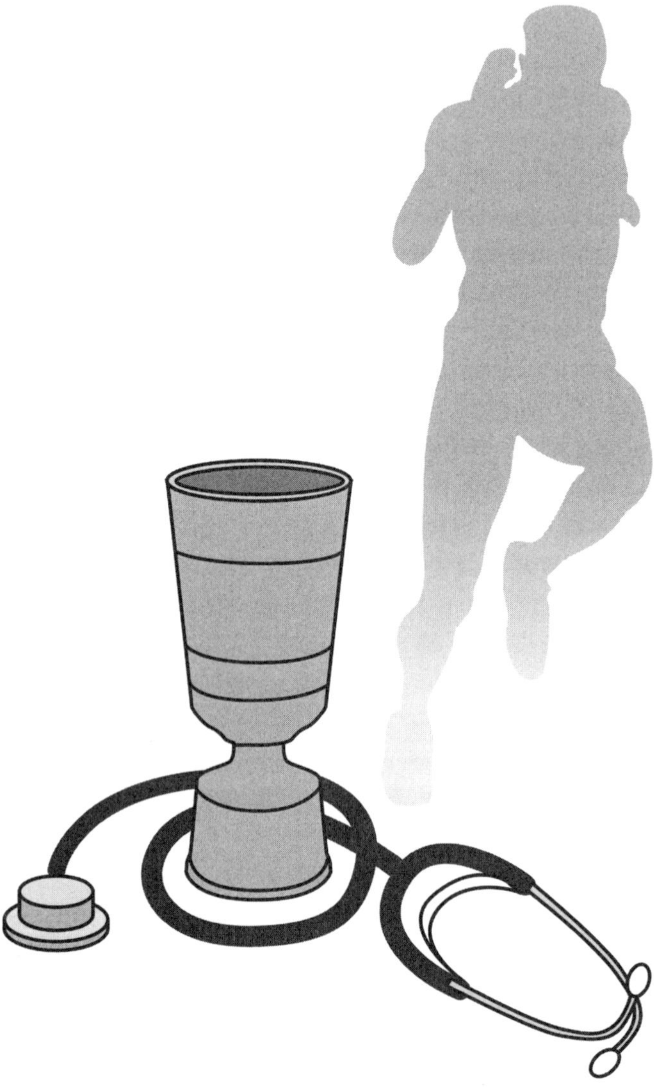

mas Wessinghage. Der Facharzt für Orthopädie, Physikalische und Rehabilitative Medizin ist 22-facher deutscher Meister und Europameister im 5000-Meter-Lauf. Sein deutscher Rekord über 1500 Meter von 1980 ist noch immer ungebrochen. Neben seiner Karriere als Leichtathlet absolvierte er seine Medizinerausbildung und war schon mit 27 Jahren Arzt. Als ärztlicher Direktor hat er inzwischen mehrere große Reha-Kliniken geführt und sich daneben einen Namen als Professor an der Deutschen Hochschule für Prävention und Gesundheitsmanagement gemacht. Der führende Experte rund um das Thema Laufen ist derzeit ärztlicher Direktor einer Reha-Klinik-Gruppe in Bad Wiessee und gibt seine fundierte athletische und ärztliche Erfahrung in Seminaren, Vorträgen und Trainingsprojekten weiter. Und weil der Mensch nicht zum Sitzen da ist, läuft Thomas Wessinghage trotz häufiger 12-Stunden-Dienste fünfmal pro Woche in flottem Tempo durch das Tegernseer Tal.

Doch selbst wer zum Sitzen gezwungen ist, kann Olympiamedaillen gewinnen. Zum Beispiel Robert Figl, Hautarzt in Karlsruhe und deutscher Rollstuhlleichtathlet. Bei den Olympischen Sommerspielen in Athen gewann er im Demonstrationslauf der Männer über 1500 Meter als erster Deutscher die Goldmedaille. Auch bei den Paralympics erzielt der querschnittsgelähmte Arzt regelmäßig Spitzenergebnisse. Der Weltklasse-Wettbewerb des Behindertensports ist übrigens auch die Erfindung eines Arztes: Nach dem Zweiten Weltkrieg betreute der britische Arzt Ludwig Guttmann kriegsverletzte Soldaten in einem Krankenhaus und beobachtete einmal, wie die Behinderten voller Begeisterung ein Art Rollstuhl-Polo spielten. Der Arzt erkannte schnell, dass diese ungewöhnliche sportliche Betätigung für seine Patienten gut war, und verordnete ihnen regelmäßiges Training. 1948 organisierte Guttmann das erste Sportfest für Rollstuhlfahrer – die Geburtsstunde der Paralympics.

# 27 … weil Ärzte als Fernsehmoderatoren gefragt sind

**Vor der Kamera können Ärzte tolle Karrieren machen – nicht nur mit medizinischen Themen.**

Zugegeben, der Titel klang noch sehr betulich: »Der Doktor hat Ihnen etwas zu sagen«. So hieß die erste medizinische Ratgebersendung, die 1953 im deutschen Fernsehen ausgestrahlt wurde. Ein gutes halbes Jahrhundert später sind ärztliche Ratgebersendungen immer noch Quotenbringer – kaum ein Sender, der nicht regelmäßig seine »Praxis« öffnet, zur »Visite« einlädt, den »Puls« fühlt oder einfach nur »Gesundheit!« wünscht. Über 20 Stunden monatlich strahlt das deutsche Fernsehen Gesundheitssendungen aus, dabei sind Beiträge zu medizinischen Themen im laufenden Tagesprogramm noch nicht mitgerechnet. Mehr als die Hälfte der Moderatoren dieser Sendungen sind Ärzte – die mediale Präsenz approbierter Medizinexperten ist also ziemlich stark.

Mit erhobenem Zeigefinger ist allerdings kein Publikum mehr vor die Mattscheibe zu locken. Heute hat der Doktor seinen Zuschauern nichts mehr zu sagen, sondern er hört ihnen zu und gibt fundierte Auskünfte. Zum Beispiel Susanne Holst. Die promovierte Ärztin und Medizinjournalistin moderiert den *ARD Ratgeber Gesundheit* und hat schon bei vielen anderen Gesundheitsmagazinen mitgewirkt – vor der Kamera und bei der Entwicklung von Sendeformaten. Dem großen Fernsehpublikum ist die gebürtige

Hamburgerin aber vor allem als Moderatorin der *Tagesschau* und der *Tagesthemen* bekannt – souverän, sympathisch und mit einer ansteckend positiven Ausstrahlung. Zum Fernsehen kam Susanne Holst während ihres Studiums. Sie suchte einen Nebenjob und fand ihn in der Nachrichtenredaktion von SAT.1. Dort stieg sie rasch bis zur Moderatorin eines Morgenmagazins auf und erhielt für ihre Leistungen die Goldene Kamera.

Ärztin und Moderatorin, diese beiden Berufe seien gar nicht so verschieden, sagt sie in einem Interview mit der *Zeit*: »Als Journalistin und *Tagesschau*-Moderatorin muss ich ähnlich wie ein Arzt spontan reagieren, Zusammenhänge analysieren und in einen großen Kontext einordnen, die richtigen Fragen stellen und auch immer wieder mal improvisieren.« Als Ärztin hat sie gelernt, Vertrauen, Souveränität und Kompetenz auszustrahlen, beste Voraussetzung für den Moderatorenjob. Und um zum richtigen Urteil zu kommen, müssen sich Ärzte in ihr Gegenüber hineinversetzen, vom eigenen Empfinden abstrahieren können und auf das »Programm« umschalten, das der jeweilige Patient versteht. Das Wort »moderieren« bedeutet gemäß *Duden* »mäßigen, regeln, lenken«. Und genau darauf kommt es in beiden Berufen an – auf die Vermittlung von Inhalten, ohne sich dabei in den Vordergrund zu spielen oder zu stark zurückzunehmen, auf Glaubwürdigkeit und auf das ehrliche Interesse an Menschen.

**Das Wort »moderieren« bedeutet gemäß *Duden* »mäßigen, regeln, lenken«. Und genau darauf kommt es in beiden Berufen an.**

Mit dieser Mixtur hat auch die Ärztin, Schauspielerin und Moderatorin Marianne Koch Karriere in der Medienwelt gemacht. Nach dem Abitur studierte sie zunächst Medizin, doch schon mit 19 Jahren spielte sie ihre ersten großen Filmrollen, zunächst in Deutschland, dann in Hollywood. 1971 nahm die damals 40-Jährige ihr Medizinstudium wieder auf, promovierte mit summa cum laude und arbeitete als Internistin in ihrer eigenen Praxis in München. Doch ihre Kontakte zur Medienwelt brachen nicht ab. Marianne Koch moderierte verschiedene Fernsehsendungen, unter anderem von 1974 bis 1982 die erste deutsche Talkshow *3 nach 9*, für die sie mit dem Grimme-Preis ausgezeichnet wurde. Heute beantwortet Marianne Koch die Fragen der Zuschauer in der Sendung *Gesundheitsgespräch* des Bayerischen Rundfunks. Außerdem ist sie Ehrenpräsidentin der Deutschen Schmerzliga und Schirmherrin der Deutschen Hochdruckliga. Das Scheinwerferlicht, in dem die Moderatorin steht, hilft ihr als Ärztin, den Belangen der Patienten eine gewichtige Stimme in der Öffentlichkeit zu verleihen.

Der Arzt kann vor laufender Kamera also nicht nur Karriere machen, er übt im Fernsehen mitunter auch einen extrem starken Einfluss auf das Publikum aus. »Morbus Mohl« nannten die Ärzte ein Symptom, das ihnen regelmäßig die Wartezimmer füllte – und zwar stets am Tag nach der ZDF-Sendung *Gesundheitsmagazin Praxis.* Der Gründer und Moderator der Sendung, Hans Mohl, legte besonderen Wert auf Früherkennung und schilderte Krankheiten so eindringlich, dass die Zuschauer sie prompt an sich selbst entdeckten. Mohl war allerdings kein Arzt, sondern studierter Germanist, Philosoph und Psychologe.

# 28 … weil Ärzte gute Detektive sind

**Das Publikum fiebert mit, wenn das coole Forensiker-Team der Krimiserie *CSI* komplizierte Mordfälle löst. Auch jenseits der Rechtsmedizin gehört detektivische Aufklärungsarbeit zum Arztberuf.**

In einem Waldstück bei Jekaterinburg in Sibirien werden Anfang der 1990er Jahre die sterblichen Überreste mehrerer Menschen ausgegraben. Mutmaßlich handelt es sich bei den Toten um die letzte russische Zarenfamilie, die im Juli 1918 von einem Exekutionskommando erschossen worden war, obwohl dies von kommunistischen Historikern immer wieder angezweifelt wurde. Ein englisch-russisches Team von Rechtsmedizinern will das Jahrhunderträtsel entschlüsseln und analysiert den Knochenfund mit Hilfe von DNS-Proben, Gebissanalysen und Computertomografien. Sogar Prinz Philipp, Gemahl der Queen und Großneffe von Zar Nikolaus II., spendet Blut für den Gentest. Nach der beispiellos aufwendigen rechtsmedizinischen Analyse steht gesichert fest, dass die Gebeine vom Zaren, seiner Frau und drei ihrer Kinder stammen. Die Überreste der anderen beiden Kinder werden später gefunden und ebenfalls eindeutig identifiziert.

Rechtsmedizinische Untersuchungen sind heute so ausgefeilt, dass selbst Todesfälle, die weit in die Vergangenheit zurückreichen, mit Gewissheit geklärt werden können. Man denke nur an die rund 5300 Jahre alte Gletschermumie Ötzi oder auch an Tutanchamun, der Untersuchungen zufolge vor über 3000 Jahren an einer Sichelzellenanämie starb.

Solche sensationellen Entdeckungen und natürlich auch die zahlreichen TV-Serienhelden am Seziertisch haben das Interesse der Öffentlichkeit an der Rechtsmedizin groß werden lassen. Im echten Leben erledigen die Rechtsmediziner ihren spannenden Job allerdings eher im Hintergrund. Und ihre Aufgaben sind wesentlich umfangreicher, als man es aus dem Fernsehen kennt.

**Sensationelle Entdeckungen und beliebte TV-Stars haben das Interesse an der Rechtsmedizin groß werden lassen.**

Zum Aufgabenbereich der Rechtsmediziner gehören alle ärztlichen Untersuchungen, die der Rechtsprechung dienen. Im Gegensatz zu Pathologen, die sich generell mit den krankhaften Veränderungen des Körpers beschäftigen, werden Rechtsmediziner von der Staatsanwaltschaft bestellt, um die Aufklärung von mutmaßlichen Straftaten medizinisch zu unterstützen. Grundsätzlich geht der Rechtsmediziner immer dann ans Werk, wenn die Todesursache eines Menschen ungeklärt ist. Mit detektivischem Spürsinn rekonstruiert er den Todeshergang, zunächst mit einer gründlichen Obduktion des Leichnams, aber auch mit Hilfe von mikroskopischen, chemisch-toxikologischen und molekulargenetischen Methoden.

Nicht zuletzt ist es dem hohen wissenschaftlichen Niveau der Rechtsmedizin zu verdanken, dass in Deutschland nach offizieller Statistik 92 Prozent aller Morde aufgeklärt und die Täter überführt werden. Nur drei von zehn Fällen sind übrigens Mordopfer, viel häufiger haben es die Rechtsmediziner mit Selbstmorden und Unfällen zu tun. Und keineswegs beschäftigt sich die Rechtsmedizin nur mit Toten. Ob bei der Erstellung von Gutachten zur Vaterschaft, bei der Einschätzung der Zurechnungsfähigkeit eines Täters oder bei versicherungstechnischen Fragestellungen – Rechtsmediziner

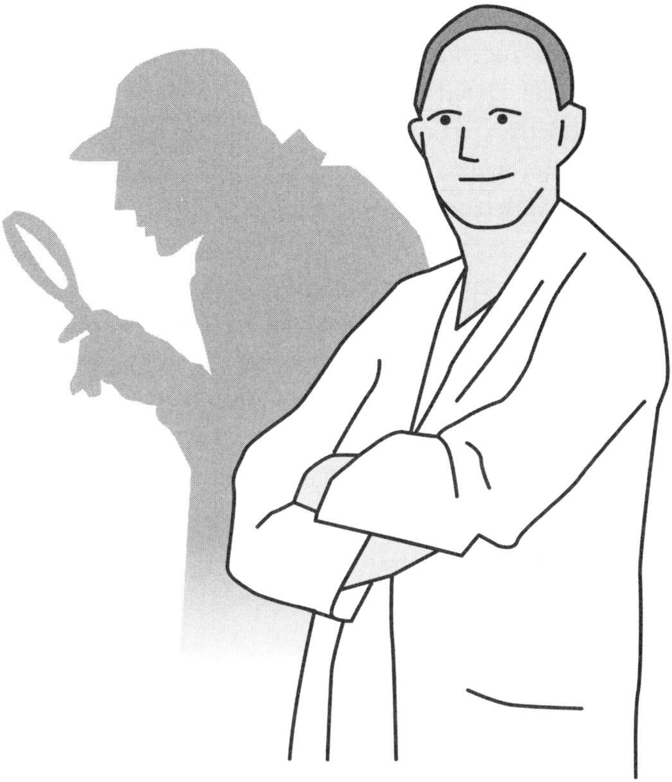

werten medizinische Spuren aller Art aus und liefern der Staatsanwaltschaft damit wichtige Grundlagen für die korrekte Beurteilung einer Straftat.

Dass der Arzt als Detektiv auch außerhalb der Rechtsmedizin gefragt ist, zeigt folgender Fall: Eine junge Frau, die leblos in einer Gebirgsschlucht liegt, wird von der Bergwacht per Hubschrauber geborgen. Sie ist offenbar verletzt und nicht ansprechbar. Doch nach eingehender Untersuchung in der Notaufnahme stellt sich heraus, dass die Frau keinen Unfall hatte, sondern sich die Verletzungen selbst zugefügt hat. Die rätselhafte Krankheit, unter der das vermeintliche Unfallopfer leidet, heißt Münchhausen-Syndrom und ist äußerst schwer zu behandeln. Bei solchen sogenannten artifiziellen Störungen müssen die Ärzte erst einmal erkennen, dass hinter der Verletzung oder Krankheit schlicht Lügengeschichten stecken. Doch nicht nur in solchen mysteriösen Krankheitsfällen wird der Arzt zum Detektiv. Auch im normalen ärztlichen Alltag muss man für die richtige Diagnose oft die verworrenen Entstehungswege einer Krankheit enträtseln, die richtigen Fragen stellen und die kleinsten körperlichen Indizien erkennen. Der »Tatort Körper« stellt den Arzt immer wieder vor Rätsel, deren Auflösung echte Detektivarbeit bedeuten kann – knifflig, spannend und äußerst befriedigend.

# 29 … weil Ärzte Bestseller schreiben

**Es gibt auffallend viele weltberühmte Schriftsteller mit abgeschlossenem Medizinstudium – über alle Epochen und Genres hinweg.**

Velociraptor, Spinosaurus und Tyrannosaurus Rex – wer kennt sie nicht, die zähnefletschenden Hauptdarsteller von *Jurassic Parc*? Der atemberaubende Thriller von Steven Spielberg gehörte bereits wenige Wochen nach seiner Premiere zu den erfolgreichsten Filmen aller Zeiten. Weniger bekannt dürfte sein, dass die Buchvorlage und das Drehbuch des Blockbusters der Feder eines Mediziners mit Harvard-Diplom entstammen. In *Jurassic Parc* hat Michael Crichton mit schriftstellerischem Talent die neuesten wissenschaftlichen Erkenntnisse der Gentechnik verarbeitet und einen Stoff geschaffen, der bereits Generationen von Lesern und Kinogängern das Gruseln lehrte. Dabei ist der berühmte Dinosaurier-Thriller nur einer von Crichtons Bestsellern, viele seiner Bücher haben sich weltweit in dreistelliger Millionenauflage verkauft. Er ist auch der Erfinder der TV-Serie *Emergency Room*, in der er seine eigenen Erfahrungen als junger Assistenzarzt in packende Plots und Szenen übersetzt.

Crichton gehört einer erstaunlich langen Reihe von Ärzten an, die es als Schriftsteller zu Weltruhm gebracht haben. Ein historisches Beispiel ist Friedrich Schiller: Nach Abbruch seiner juristischen Ausbildung hat er zunächst Medizin studiert und die Nacht-

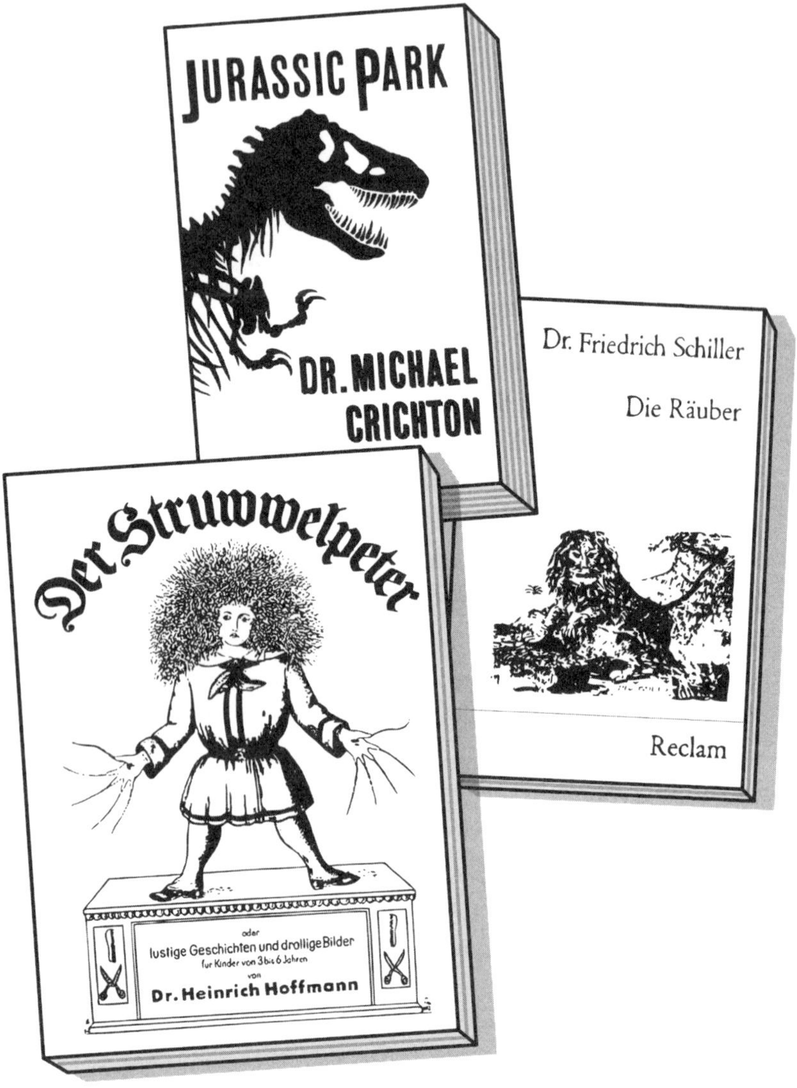
JURASSIC PARK
DR. MICHAEL CRICHTON
Dr. Friedrich Schiller
Die Räuber
Reclam
Der Struwwelpeter
oder
lustige Geschichten und drollige Bilder
für Kinder von 3 bis 6 Jahren
von
Dr. Heinrich Hoffmann

dienste in der Krankenstation als Regimentsmedikus genutzt, um heimlich an den ersten Szenen seines Freiheitsdramas *Die Räuber* zu arbeiten. Und der Schöpfer des *Struwwelpeter*, Heinrich Hoffmann, war Chefarzt der städtischen Nervenheilanstalt für Jugendliche in Frankfurt. Den Klassiker der deutschen Kinderliteratur schrieb er als Weihnachtsgeschenk für seinen ältesten Sohn – und hat damit eines der erfolgreichsten deutschen Kinderbücher geschaffen, das in zahlreiche Sprachen übersetzt wurde. In den Geschichten von unartigen Kindern, die am Ende zum Teil grausam bestraft werden, kommen auch Hoffmanns Erfahrungen aus seiner ärztlichen Praxis zur Geltung. Der »Zappel-Philipp« etwa litt ganz offenbar unter einer Aufmerksamkeitsdefizitstörung, und beim »Suppen-Kaspar« würden Ärzte heute eine Magersucht diagnostizieren.

**Beim »Suppen-Kaspar« würden Ärzte heute eine Magersucht diagnostizieren.**

Sir Arthur Conan Doyle verfasste seine Geschichten von Sherlock Holmes und Dr. Watson zunächst, um sein kärgliches Einkommen als niedergelassener Arzt aufzubessern. Er schuf einen Meisterdetektiv, der seine Fälle mit raffinierten naturwissenschaftlichen Methoden löste. Das war nur jemandem möglich, der sich selbst mit Giften, Medikamenten und chemischen Experimenten bestens auskannte.

Auch drei große deutsche Schriftsteller des 20. Jahrhunderts – Gottfried Benn, Alfred Döblin und Arthur Schnitzler – waren Ärzte, und ihre Werke stecken voller medizinischer Kenntnisse und Erfahrungen. Literarisch weniger anspruchsvoll war da der amerikanische Arzt und Schriftsteller Frank Gill Slaughter, der die leichte bis seichte Literaturgattung der Arztromane bevorzugte – und damit unvergleichliche Verkaufserfolge erzielte. Mit seinen 56 Romanen aus dem Arztmilieu erreichte er weltweit Auflagen von mehr als 60 Millionen Exemplaren.

»Es gibt keine bessere Schulung für den Schriftsteller, als einige Jahre den Beruf des Arztes auszuüben«, meinte der englische Dramatiker und Arzt William Somerset Maugham. Die an den Patienten trainierte Aufmerksamkeit, das genaue Beobachten und die bewegenden, dramatischen oder auch kuriosen Lebens- und Leidensgeschichten, die Ärzte zu hören bekommen, bieten zusammengenommen ideale Voraussetzungen für die schriftstellerische Tätigkeit. Und so wie das Gespräch mit den Patienten literarisch verwertbaren Stoff liefert, eignet sich umgekehrt das Schreiben offenbar sehr gut dazu, die oft belastenden Erfahrungen des ärztlichen Berufsalltags für sich zu verarbeiten. Außerdem bietet die Buchform eine willkommene Möglichkeit, Patientengeschichten und berufliche Episoden unter Wahrung der Vertraulichkeit literarisch zu verkleiden. Viele Ärzte werden sicher schon geäußert haben, dass sie einen Roman über ihren Arbeitsalltag schreiben könnten. Nicht wenige haben es getan und sind damit berühmt geworden.

Michael Crichton wurde dank seiner gigantischen literarischen Erfolge sogar Namenspate einer Tiergattung. Als Paläontologen in China eine neue Dinosaurierspezies entdeckten, verliehen sie ihr den Namen »Crichtonsaurus bohlini«.

# 30 … weil Ärzte Ratgeber in der Welt der Stars sind

**Sie behandeln Hollywoodstars, kurieren den Hochadel und halten die High Society fit. Leibärzte sind die medizinischen Weggefährten der Prominenz.**

Ein Notarzt verliert seine Stelle in einem Krankenhaus und nimmt sich eine Auszeit in einem Ferienhaus in den Hamptons, der mondänen Sommerfrische der New Yorker High Society. Auf einer Party rettet er einer jungen, attraktiven Frau das Leben. Das ist der Beginn seiner Karriere als Privatarzt der Schickeria. Mit einem Range Rover, der vollgepackt ist mit mobiler medizinischer Hightechausstattung, besucht er seine Patienten in ihren Ferienresidenzen. Seine betuchte Klientel lässt sich den exklusiven Service etwas kosten – bezahlt wird cash, oder er wird gleich für eine ganze Saison gebucht. Der Arzt heißt Hank Lawson und ist Hauptfigur der erfolgreichen amerikanischen TV-Serie *Royal Pains*, die inzwischen auch im deutschen Privatfernsehen läuft. Lawson verkörpert eine moderne Version des Leibarztes – den in Amerika immer populärer werdenden »Concierge-Arzt«. Etwa 5000 solcher mobilen Ärzte kümmern sich dort exklusiv um die Bedürfnisse ihres gehobenen Kundenkreises – gegen Jahreshonorare, von denen andere Mediziner nur träumen können. Einer von ihnen ist Ronald Primas, der eine Praxis in Manhattan hat und viele seiner Patienten in ihren Hotelsuiten aufsucht. Die Identität seiner Schützlinge will er nicht preisgeben, aber man soll ihn schon zusammen mit Beyoncé, Kelly Osbourne, Britney Spears und einigen berühmten Rappern gesehen haben. In einem Interview mit *USA Today* verrät er das Geheimnis seines Erfolgs: »Ständige Verfügbarkeit, persönliches Interesse an den Menschen, komfortabler Service – und vor allem Diskretion.«

**So mancher Leibarzt hat mit seinen Ratschlägen sogar das Weltgeschehen beeinflusst.**

Seit jeher kümmern sich Leibärzte um das Wohlergehen von Königen, Fürsten, Päpsten oder Politikern, stehen hochgestellten Persönlichkeiten rund um die Uhr zur Verfügung und genießen eine besondere Vertrauensstellung, die weit über eine rein medizinische Betreuung hinausgeht. Oft sind sie eng mit ihren Patienten befreundet und spielen als Berater und Problemlöser eine wichtige Rolle in allen Fragen des Lebens. So mancher Leibarzt hat mit seinen Ratschlägen sogar das Weltgeschehen beeinflusst.

François Quesnay etwa, der Leibarzt von Madame de Pompadour, dem die Nachwelt eine grundlegende Revision der Volkswirtschaftslehre zu verdanken hat. 1749 wird er von der Mätresse des Königs Ludwig XV. an den Hof von Versailles geholt. Zu seinen Aufgaben gehört unter anderem, sämtliche Speisen, die Madame zu sich nimmt, vorzukosten. Nachdem er den Kronprinzen von den Windpocken »geheilt« hat, erhält er als besondere Anerkennung des Königs einen Adelstitel. Mit der Zeit jedoch beschäftigen Quesnay nicht nur die möglichen Therapien für die Königsfamilie, sondern zunehmend auch die für Frankreich. Dem Land droht nämlich zu dieser Zeit der Staatsbankrott, weshalb der Leibarzt sich intensiv mit wirtschaftspolitischen Fragen befasste. Vermutlich in Anlehnung an den Blutkreislauf entwickelte er das Modell des sich selbst regulierenden Wirtschaftskreislaufs, das erstmals den Zusammenhang von Produktion, Verteilung und Verbrauch erklärte und von dem sich Ökonomen wie Adam Smith und Karl Marx inspirieren ließen.

Zu revolutionären Änderungen drängte es auch den Altonaer Armenarzt Johann Friedrich Struensee, dem es gelang, das Vertrauen des dänischen Königs Christian VII. zu gewinnen. Er wurde sein Leibarzt und übernahm mit ihm gemeinsam die Staatsgeschäfte. Mit seinen aufklärerischen Ideen – Abschaffung der Folter, Einführung der Presse- und Meinungsfreiheit, Bildung für alle – wollte er die dänische Gesellschaft radikal verändern. Zum Verhängnis wurde ihm allerdings eine Affäre mit der Königin: Seine Reformen wurden allesamt rückgängig gemacht, er selbst wurde geköpft.

So beneidenswert ihre Rolle von außen betrachtet auch wirken mag, die Privatärzte der High Society stehen unverändert unter starker öffentlicher Kontrolle und werden für eine misslungene Therapie oder – noch schlimmer – das Ableben ihrer Patienten medienwirksam zur Rechenschaft gezogen. Der Fall Michael Jackson zeigt, wie heikel und furchtbar sich die Rolle des Leibarztes auswirken kann.

Trotzdem hat das Leibarzt-Prinzip Zukunft. Man stelle sich zum Beispiel ein IT-gestütztes Expertensystem vor, das zu jeder Tages- und Nachtzeit erreichbar ist und zur Verfügung steht, die gesamten persönlichen Gesundheitsinformationen der Patienten kennt, jederzeit medizinische Ratschläge geben kann, bei Bedarf die besten Therapeuten vermittelt und über neue Therapien und Präventionsmöglichkeiten informiert. Der leibhaftige Arzt kann sich dann auf seine ureigene Aufgabe konzentrieren: als Vertrauter und persönlicher Gesundheitslotse des Patienten, der nicht nur Krankheiten kuriert, sondern den Menschen im Ganzen betreut. Gut möglich, dass künftig jeder in den Genuss einer solchen Leibarztmedizin kommen kann.

# 31 … weil Ärzte in die Zukunft schauen können

**Die Medizin braucht Visionäre – in den Forschungslabors ebenso wie an den Schaltstellen des Gesundheitssystems.**

»Wer Visionen hat, sollte zum Arzt gehen«, hat Altbundeskanzler Helmut Schmidt einmal gesagt. Sofern er damit wahnhafte Halluzinationen meinte, hatte er völlig recht. Nicht aber, wenn es um mutige und bahnbrechende Ideen geht. Besonders in der Medizin haben solche Visionen grandiose Innovationen hervorgebracht, die zu nachhaltiger Verbesserung und damit zur Verlängerung menschlichen Lebens beigetragen haben. Kühnen Vordenkern ist es zu verdanken, dass Menschen heute am Herzen operiert werden, ohne dass ihr Brustkorb geöffnet werden muss, dass krankes Knochenmark austauschbar ist und der genetische Code von Zellen verändert werden kann. Als diese Utopien im Alltag der Medizin angekommen waren, konnte Leben gerettet werden, das zuvor verloren war.

Doch für die Visionäre der Medizinwelt bleibt noch viel zu tun. In den Forschungslabors arbeiten Ärzte fieberhaft an neuen Therapien gegen Krebs, Alzheimer und Demenz – mit fester Entschlossenheit, die Grenzen heutiger Behandlungsmethoden in Zukunft überwinden zu können. Angesichts der alternden Bevölkerung, einer Explosion an Lifestyle-Erkrankungen und des Ausbruchs immer neuer Infektionskrankheiten werden die Herausforderungen der Medizin künftig sicher nicht geringer. Hier eröffnet sich Visionären, die neugierig sind und auch mit ungewöhnlichen Konzepten Antworten auf die drängenden Herausforderungen in der Medizin finden wollen, eine Vielzahl von spannenden Arbeitsfeldern.

Eine visionäre Idee war auch die Erfindung unseres Gesundheitssystems zu Bismarcks Zeiten: Alle zahlen Geld in eine Krankenversicherung ein, damit wenige im Krankheitsfall davon profitieren können. Inzwischen ist es höchste Zeit für eine neue Vision, die hilft, das Bismarck'sche Gesundheitswesen abzulösen. Wir brauchen ein wirklich vernetztes Gesundheitssystem, das Menschen nicht nur im Fall einer Erkrankung unterstützt und begleitet, sondern ihnen primär hilft, gesund zu bleiben.

**Visionen haben Innovationen hervorgebracht, die zur Verlängerung menschlichen Lebens beigetragen haben.**

Diese Vision treibt mich schon lange an. Deshalb habe ich um die Jahrtausendwende einen Thinktank gegründet, der die Zukunft des Gesundheitswesens mit Methoden aus dem Werkzeugkasten des strategischen Managements greifbar macht. Der Name dieser Denkwerkstatt, »Concept-Health«, lehnt sich an den Begriff »Concept Cars« an, jenen futuristischen Designstudien der Automobilindustrie, auf deren Basis die Modelle von morgen entwickelt werden. Hier wie dort geht es darum, Visionen zu entwickeln, sie in die öffentliche Diskussion zu bringen, um sie dann schrittweise in der Realität umzusetzen. Für die Industrie ist Zukunftsforschung längst ein fester Bestandteil des strategischen Managements – im Gesundheitswesen allerdings war sie lange Zeit ein Fremdwort.

Natürlich kann niemand die Zukunft sicher vorhersagen, aber man kann sich auf Szenarien vorbereiten – auf mögliche Zukunftsbilder, die mit speziellen Methoden wissenschaftlich fundiert entwickelt werden können. Genau das tut der Expertenkreis von ConceptHealth seit mehr als einem Jahrzehnt und hat dabei recht hohe Trefferquoten erzielt. In einem der ersten Szenarien etwa haben wir die zukünftige Bedeutung von Expertensystemen für den klinischen Alltag beschrieben – heute werden solche Supercomputer in der amerikanischen Krebs- und Intensivmedizin bereits eingesetzt. Der IBM-Supercomputer Watson sichtet innerhalb von drei Sekunden die Informationen von 200 Millionen Seiten Fachliteratur, vernetzt dieses medizinische Weltwissen mit der elektronischen Akte eines einzelnen Patienten und empfiehlt dem behandelnden Arzt eine Therapie nach dem allerneuesten Stand der Wissenschaft. Im Jahr 2005 beschrieb ConceptHealth den Patienten der Zukunft, der mit seinem Smartphone nicht nur online, sondern jederzeit auch onhealth sein würde und so seine Gesundheit immer mehr dem mobilen Internet anvertraut. Dass heute Gesundheitsapps für Smartphones zum Alltag gehören, war ein Teil unserer Vision, die das Internet in Sachen Gesundheit damals schon als Milliardenmarkt erkannte.

**Unser Gesundheitswesen verharrt noch viel zu sehr in der Bismarck-Zeit.**

Doch obwohl alle Welt heute ganz selbstverständlich das Internet mit Google, Facebook usw. nutzt und das Informationszeitalter dank iPhone und Co. längst alle Lebensbereiche bis in die letzten Winkel durchdrungen hat – unser Gesundheitswesen verharrt noch viel zu sehr im Industriezeitalter. Eine wirklich vernetzte Versorgung findet nicht statt. Es wird höchste Zeit, dass das Krankheitsreparatursystem der industriellen Gesellschaft abgelöst wird von einem Gesundheitssystem, das diesen Namen wirklich verdient. Im Gesundheitswesen der Zukunft werden hochvernetzte Strukturen zunächst einmal dafür sorgen, dass unsere Gesundheit erhalten bleibt. Wenn Menschen krank werden, wird das global verfügbare medizinische

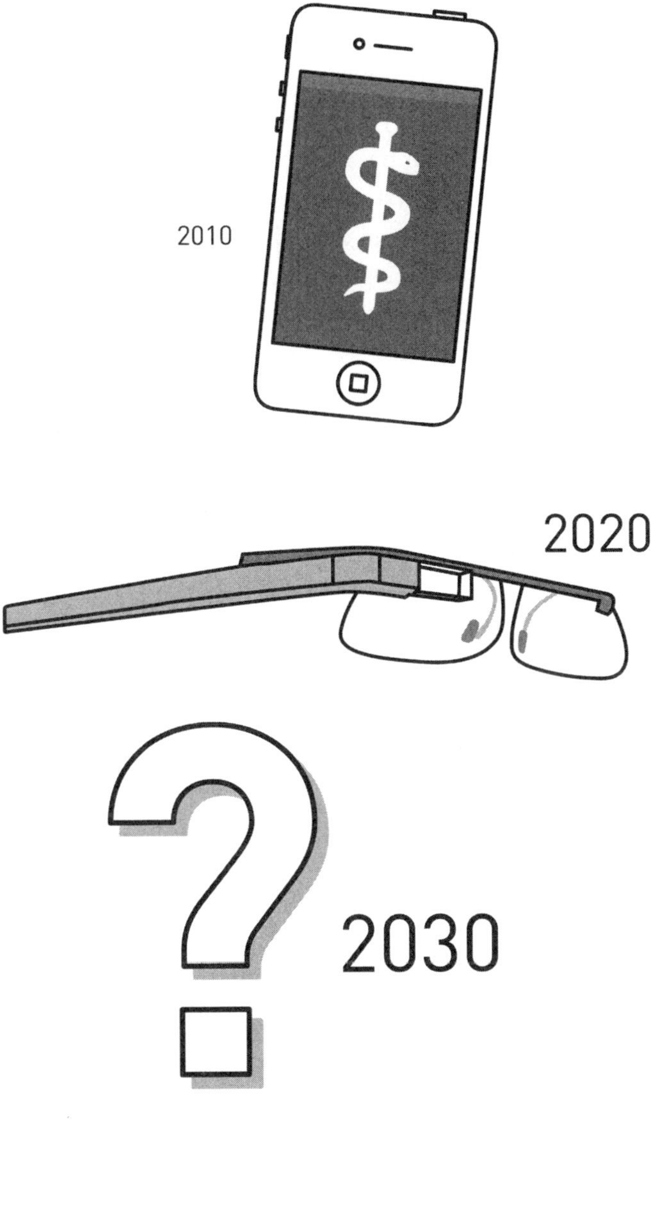
2010
2020
2030

Wissen mit der lückenlosen Gesundheitsbiografie des Patienten vernetzt und so die bestmögliche Therapie garantiert. Die Information wird das Skalpell als das klassische lebensrettende Werkzeug der Medizin ablösen. Um diesen Paradigmenwechsel voranzutreiben, braucht das Gesundheitswesen zukunftsorientierte Ärzte, die Lust auf Vor- und Querdenken haben. Und die sich einer Medizin verpflichtet fühlen, die zuallererst dem Menschen nutzt – im Idealfall bevor er zum Patienten wird. Wer solche Visionen hat, sollte unbedingt Arzt werden.

**Der iPhone-Doc – Zukunftsszenario oder Schreckensvision?**

# 32 ... weil Ärzte Gutes tun

**Sie operieren brandverletzte Kinder in Eritrea, kümmern sich um Kranke in den Elendsvierteln der Welt und behandeln Obdachlose in Deutschland – immer mehr Ärzte leisten unentgeltliche Hilfe.**

»Kinder haben ein Recht auf Gesundheit. Doch alle drei Sekunden stirbt weltweit ein Kind, weil lebensrettende Medikamente und Behandlungen fehlen«, sagt Marc Weber. Der Medizinstudent engagiert sich beim Hammer Forum, einem Verein, der ärztliche Einsätze in Kriegs- und Krisengebieten organisiert. Gegründet wurde die Hilfsorganisation während des Golfkriegs von Ärzten und Bürgern der Stadt Hamm mit dem Ziel, Kinder ehrenamtlich zu behandeln, die sonst keinen Zugang zu fachärztlicher Hilfe gehabt hätten. Jedes Jahr operieren die Spezialistenteams des Hammer Forums mehr als 1400 Kinder, unter anderem in Eritrea, im Jemen und im Kongo. Hinzu kommt basismedizinische Versorgung und Hilfe zur Selbsthilfe. Für die zwei- bis dreiwöchigen Einsätze opfern die Mediziner Urlaubstage und arbeiten vor Ort oft unter schwierigsten Bedingungen. Die medizinische Ausstattung der Krankenstationen ist minimal, vor den Türen toben Aufstände, und bei den kleinen Patienten geht es nicht selten um Leben und Tod. In Ausnahmefällen werden die Kinder auch nach Deutschland ausgeflogen und nach ihrer Genesung wieder zurück in die Heimat gebracht. Neben der ärztlichen Hilfe kümmern sich die Teams auch um die Schu-

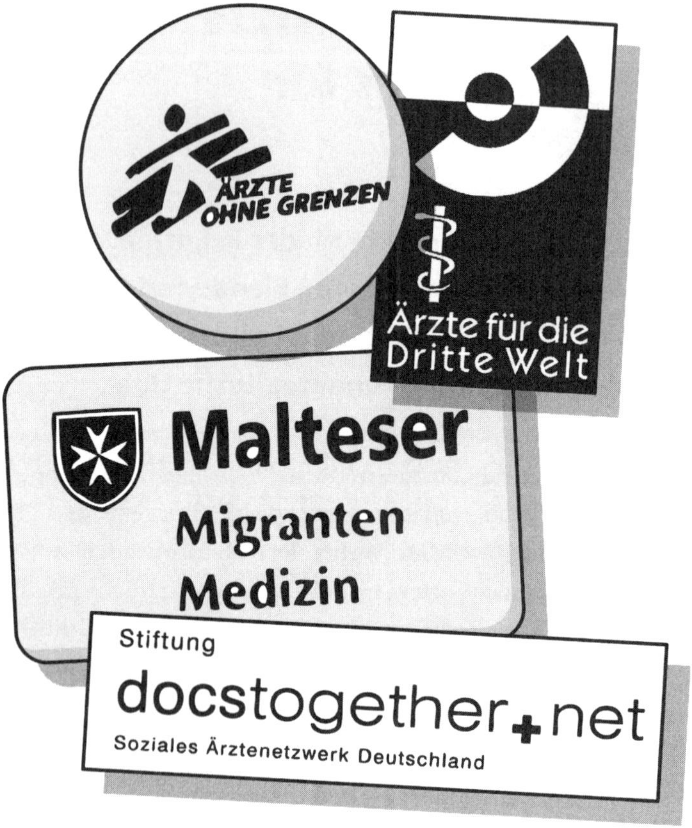


lung von einheimischen Ärzten und um den Aufbau von Krankenhäusern. In Eritrea etwa entstand ein Zentrum für Brandverletzte, in dem zahlreiche Kinder von Spezialisten aus Europa behandelt werden konnten.

So wie die rund 400 Einsatzkräfte des Hammer Forums leisten jedes Jahr viele Tausende von Ärzten aller Fachrichtungen humanitäre Hilfe für Bedürftige in aller Welt.

Die bekannteste Hilfsorganisation, Ärzte ohne Grenzen, rekrutiert für ihre internationalen Projekte jährlich etwa 3000 Ärzte und anderes medizinisches Personal. Ihre derzeit rund 350 Missionen in mehr als 60 Ländern reichen von medizinischer Nothilfe über die Bereitstellung von sauberem Wasser bis zur medizinischen Aufklärung der Bevölkerung. Für die deutsche Sektion des internationalen Netzwerks sind jährlich rund 300 Einsatzkräfte weltweit unterwegs, die sich für einen Einsatz mindestens für sechs Monate aus Deutschland verabschieden müssen.

Über 300 Mediziner arbeiten für den Verein Ärzte für die Dritte Welt in den Elendsvierteln der Welt. Die Hilfsorganisation kümmert sich täglich um rund 3000 oft schwer kranke Slumbewohner, die sich keinen Arztbesuch leisten können. Üblicherweise dauern die Einsätze etwa sechs Wochen, die Ärzte arbeiten kostenlos, tragen die Hälfte der Flugkosten und leben während ihrer Arbeit Tür an Tür mit den Patienten in den Slums. Obwohl die Quartiere kärglich sind und der Arbeitsalltag oft aufreibend, wollen viele Ärzte diese Erfahrungen nicht missen. Denn eines der Hauptmotive ihrer Berufswahl ist der Wunsch zu helfen, und wo ließe er sich direkter verwirklichen als in den Elendsvierteln. »Kaum irgendwo war ich so nahe an dem Traum, den ich während des Studiums von meinem Beruf hatte«, resümiert Nicole Zeller, die als Ärztin sechs Wochen in den Slums von Nairobi tätig war. Und auch wenn die kurzfristige Hilfe wie der berühmte »Tropfen auf den heißen Stein« erscheinen mag, in der Summe gibt sie den Ärmsten der Armen ein Stück Menschenwürde und Zukunft zurück.

**Eines der Hauptmotive bei der Berufswahl ist der Wunsch zu helfen. Und wo ließe er sich direkter verwirklichen als in den Elendsvierteln.**

Humanitäre Hilfe zu leisten ist nicht nur für junge Ärzte attraktiv, die sich vor einer Praxisgründung oder einer festen Anstellung noch längerfristig freiwillig engagieren können. Auch viele Ärzte im Ruhestand erfüllen sich damit einen Lebenstraum.

Zum Beispiel Uwe Denker. Seitdem er nicht mehr als klassischer niedergelassener Arzt arbeitet, betreibt er in Bad Segeberg eine Praxis für mittellose Menschen. Zur wöchentlichen Sprechstunde in die »Praxis ohne Grenzen« kommen Patienten ohne Krankenversicherung, die von Uwe Denker und 40 weiteren Ärzten und Krankenschwestern kostenlose medizinische Hilfe bekommen. Denn selbst im wohlhabenden Deutschland gibt es Menschen, die für eine ärztliche Versorgung nicht das nötige Geld aufbringen können – mehr als 100 000 Menschen leben ohne Krankenversicherung. Inzwischen kümmern sich ehrenamtliche Ärzte bundesweit in rund 50 Praxen oder mobilen Anlaufstellen um die gesundheitlichen Probleme von Menschen ohne Wohnsitz und ohne Einkommen. Und auch für die schätzungsweise eine Million illegale Einwanderer bieten Ärzte kostenlose und anonyme Behandlungen an. Die Malteser Migranten Medizin etwa ist in elf deutschen Städten etabliert und gewährt Menschen ohne gültige Aufenthaltsgenehmigung medizinische Hilfeleistungen. Viele Ärzte, die dort ehrenamtlich arbeiten, sind bereits im Ruhestand und wollen sich weiter einsetzen für die Menschen, die dringend auf Hilfe angewiesen sind. »Was ich hier tue, ist Medizin in ihrer ursprünglichsten Form. Hier dreht sich alles um Menschen, die medizinische Versorgung am nötigsten haben«, so ein Internist, der gemeinsam mit seiner Frau für die Malteser Migranten Medizin arbeitet.

**Auch im wohlhabenden Deutschland gibt es Menschen, die für eine ärztliche Versorgung nicht das nötige Geld aufbringen können.**

Doch Ärzte setzen nicht nur ihre Arbeitskraft für soziale Projekte ein, sie nehmen ihre gesellschaftliche Verantwortung auch bei zahllosen Spendenaktionen wahr – von der Hilfe für

Katastrophenopfer bis hin zur Unterstützung von Bedürftigen in der direkten Nachbarschaft. Neuerdings hat die Ärzteschaft bei docstogether.net die Möglichkeit, monatlich einen festen Betrag zu spenden und damit karitative Gesundheitsprojekte zu unterstützen. Auf der Homepage der Stiftung werden alle Spender veröffentlicht, damit sich Patienten darüber informieren können, welcher Arzt in ihrer Nähe sich auch privat für andere einsetzt. So hilft die gute Tat den Bedürftigen und wird gleichzeitig zu einem weiteren Maßstab für ärztliche Wertarbeit.

# 33 … weil Ärzte gute Unternehmens-berater sind

**Anzug und Laptop statt weißem Kittel und Stethoskop. In der Beraterbranche steht das Wissen von Ärzten hoch im Kurs.**

Die Zukunft des Gesundheitswesens wohnt im tiefsten Schwarzwald. Im Kinzigtal südlich von Freudenstadt haben Patienten, Ärzte, Pflegeeinrichtungen, Apotheken, Krankenhäuser und Krankenversicherungen ein Netzwerk geschaffen, das die herkömmlichen Regeln des Gesundheitssystems sprengt. Die Kernidee des Modellprojekts: Je gesünder die Patienten, desto mehr Geld fließt in die medizinische Versorgung. Durch maßgeschneiderte Präventionsmaßnahmen, kluges Krankheitsmanagement und enge Vernetzung ist es gelungen, den Gesundheitszustand der knapp 8000 teilnehmenden Versicherten merklich zu verbessern. Die Einsparungen bei den Gesundheitskosten kommen aber nicht den beteiligten Krankenkassen zugute, vielmehr fließen sie in eine Managementgesellschaft, die das Geld in neue Präventionsangebote investiert und zum Teil als Erfolgsboni an die Ärzte auszahlt. Diese wiederum investieren dafür besonders viel Zeit in die Gesundheitsberatung ihrer Patienten und in die optimale Behandlungskoordination mit Kollegen. Seit Ende 2009 arbeiten die Ärzte im Kinzigtal außerdem mit einer elektronischen Patientenakte. Unterm Strich

**Prävention hält Menschen gesund.**

bringt das Modell deutlich mehr Versorgungsqualität – bei deutlich geringeren Gesundheitsausgaben der Versicherten.

Das effiziente Geschäftsmodell basiert nicht nur auf der Veränderungsbereitschaft aller Beteiligten, sondern auch auf dem Knowhow von Unternehmensberatern, die das Projekt von Anfang an begleitet haben. Solches Spezialistenwissen ist gefragt, denn Wirtschaftlichkeit, Kosteneffizienz und Wettbewerb spielen im Gesundheitswesen eine immer wichtigere Rolle. Der Chirurg Christoph Bischoff-Everding arbeitet seit mehr als 20 Jahren als Unternehmensberater. Derzeit ist er Geschäftsführer und Mitgesellschafter der HGC GesundheitsConsult in Hamburg, einer Beratungsfirma, die in allen Bereichen der Gesundheitswirtschaft arbeitet. »Wir bewegen uns als Berater im größten Wirtschaftszweig Deutschlands, der zudem auch noch deutlich höhere Wachstumspotenziale als andere Branchen hat. Deshalb ist es extrem reizvoll, Strategien für die Zukunft des Gesundheitssektors zu entwickeln.«

Wer das System der medizinischen Versorgung von innen kennt, versteht auch seine komplexen Zusammenhänge. Kein Wunder also, dass Ärzte als Unternehmensberater hoch im Kurs sind. McKinsey, Boston Consulting oder KPMG – alle großen Beratungsfirmen unterhalten mittlerweile Spezialabteilungen für die Gesundheitswirtschaft. Auch kleinere Unternehmen spezialisieren sich zunehmend auf diesen Sektor des Beratermarkts. Ärzte, die als Unternehmensberater arbeiten, erwartet ein facettenreiches Aufgabenfeld. Zu den Klienten gehören Kliniken, Krankenversicherungen, Pharmaunternehmen und Medizintechnikfirmen, aber auch Ministerien und Kommunen. Die Aufträge der Kunden sind höchst unterschiedlich und reichen von der Entwicklung neuer Strategien über die Optimierung von Prozessen bis hin zur Umgestaltung ganzer Organisationen. Routine ist ein Fremdwort für die Beraterbranche, stattdessen gilt: flexibel bleiben. Unternehmensberater müssen in der Lage sein, eng mit unterschiedlichsten Menschen zusammenzuarbeiten und rasch zu erkennen, was das jeweilige Gegenüber wirklich bewegt. Darin sind Ärzte durch ihren täglichen Umgang mit Patienten außerordentlich geübt – wie im Übrigen auch in einer lösungsorientierten, sehr strukturiert angelegten Arbeitsweise: Ärzte betrachten die Symptome ihrer Patienten, leiten eine mögliche Diagnose daraus ab und entwickeln die dafür erforderliche Therapie. Im Beraterberuf arbeitet man nach ähnlichen Gesichtspunkten – Bestandsaufnahme, Analyse, Lösungswege –, nur dass der Patient hier eine ganze Organisation ist.

Ärzte sind bei Unternehmensberatungen auch deshalb begehrt, weil es schier unmöglich ist, Betriebswirtschaftler mit dem außerordentlich breiten Wissen der Medizin vertraut zu machen. Umgekehrt genügt meist ein BWL-Crashkurs, um Ärzte im souveränen Umgang mit Bilanzen, Kostenrechnung und Unternehmensbewertung zu schulen, was ihnen wiederum ungeahnte Aufstiegschancen eröffnet. In der Regel genügen wenige Jahre Beratertätigkeit, um den Status eines Partners zu erreichen und am Unternehmen beteiligt zu werden. Die Kombination aus Medizinstudium, Wirtschaftskompetenz und strategischem Blick kann außerdem ein Sprungbrett in die Chefetagen des gesamten Gesundheitswesens sein. Für die Entscheidung, ob man lieber kranken Patienten oder schwächelnden Unternehmen hilft, bietet sich ein Schnupperpraktikum an, das bei allen großen Beratungsfirmen üblich ist. Christoph Bischoff-Everding hat seinen Seitenwechsel jedenfalls nicht bereut: »Als Unternehmensberater mit ärztlichem Hintergrund kann ich deutlich mehr gestalten als in der Rolle des Arztes. Und weil ich beide Seiten kenne, sehe ich auch keinen Widerspruch zwischen guter patientenorientierter Medizin und Wirtschaftlichkeit im Gesundheitswesen. Im Gegenteil: Das eine kann ohne das andere nicht gelingen.«

# 34 ... weil für Ärzte Ökologie und Nachhaltigkeit schon immer selbstverständlich waren

**Gesundheit ist unser höchstes Gut. Deshalb gestalten Ärzte auch die äußeren Bedingungen für ein gesundes Leben aktiv mit.**

Es ist der 5. Dezember 1952: Dichter Nebel wabert durch die Straßen von London. In der schwefelgelben Suppe verlieren die Menschen die Orientierung. Arbeiter kommen nicht in den Fabriken an, und Lehrer warten vergebens auf ihre Schüler. In den folgenden Tagen kommt der Bus- und Bahnverkehr infolge dicker Rußschichten auf den Windschutzscheiben fast zum Erliegen. Am Ende reichen die Kühlkammern in den Krankenhäusern nicht mehr aus, um alle Toten aufzunehmen. Bei der schlimmsten Smog-Katastrophe der Geschichte verlieren 4000 Menschen ihr Leben. Umweltmediziner gehen davon aus, dass das Desaster sogar 12 000 Menschenleben kostete, weil damals nur die Opfer der akuten Luftverschmutzung gezählt wurden, nicht aber jene, die an den Spätfolgen des Smogs starben. Noch vor zehn Jahren prangerte die Weltgesundheitsorganisation (WHO) an, dass allein in Europa etwa 100 000 Menschen an den Folgen von Schadstoffen in der Luft sterben. Laut WHO gingen zu diesem Zeitpunkt jährlich 725 000 Lebensjahre verloren, weil winzige Staubpartikel aus Dieselmotoren die Luft belasten, besonders in Ballungsräumen. Inzwischen haben sich Rußpartikelfilter für Dieselfahrzeuge flächendeckend durchgesetzt, viele Großstädte erlauben nur »sauberen« Autos die City-Zufahrt, und die Abgasnormen werden europaweit laufend verschärft. Zu verdanken ist diese konsequente Umweltpolitik nicht zuletzt den Erkenntnissen von Umweltmedizinern und ihrem unermüdlichen Mahnen in der Öffentlichkeit.

Umweltmedizin ist ein relativ neues Gebiet der Medizin, die Londoner Smog-Katastrophe gilt als ihre Geburtsstunde. Das Fachgebiet beschäftigt sich mit den Auswirkungen von Umweltfaktoren auf die Gesundheit des Menschen. Die Aufgabe von Umweltmedizinern ist es, durch Schadstoffe verursachte Erkrankungen zu erkennen, zu bewerten und durch Vorsorgemaßnahmen zu verhindern. Die Umweltmedizin untersucht auch, welchen Einfluss Umweltfaktoren auf ganze Bevölkerungsgruppen haben, und erforscht dabei die gesundheitlichen Auswirkungen der Belastungen von Luft, Boden, Nahrung, Wasser ebenso wie von Schadstoffen in Gebrauchsgegenständen. Das Interesse der Forscher gilt insbesondere dem Zusammenhang von Umweltbelastungen und der auffälligen Zunahme von Allergien oder Asthma, Bluthochdruck und Herz-Kreislauf-Leiden oder Depressionen. So konnte in Studien nachgewiesen werden, dass dauerhafter Lärm das Risiko von Herz-Kreislauf-Erkrankungen steigen lässt. In der Nähe eines Flughafens etwa haben Anwohner deutlich häufiger Bluthochdruck und damit auch ein höheres Risiko, einen Herzinfarkt zu erleiden. Der Deutsche Ärztetag hat deshalb jüngst die Politik in einem eindringlichen Appell aufgefordert, das derzeit geltende Fluglärmgesetz zu

**Der Ökologische Ärztebund warnt vor den dramatischen Folgen von Umweltbelastungen.**

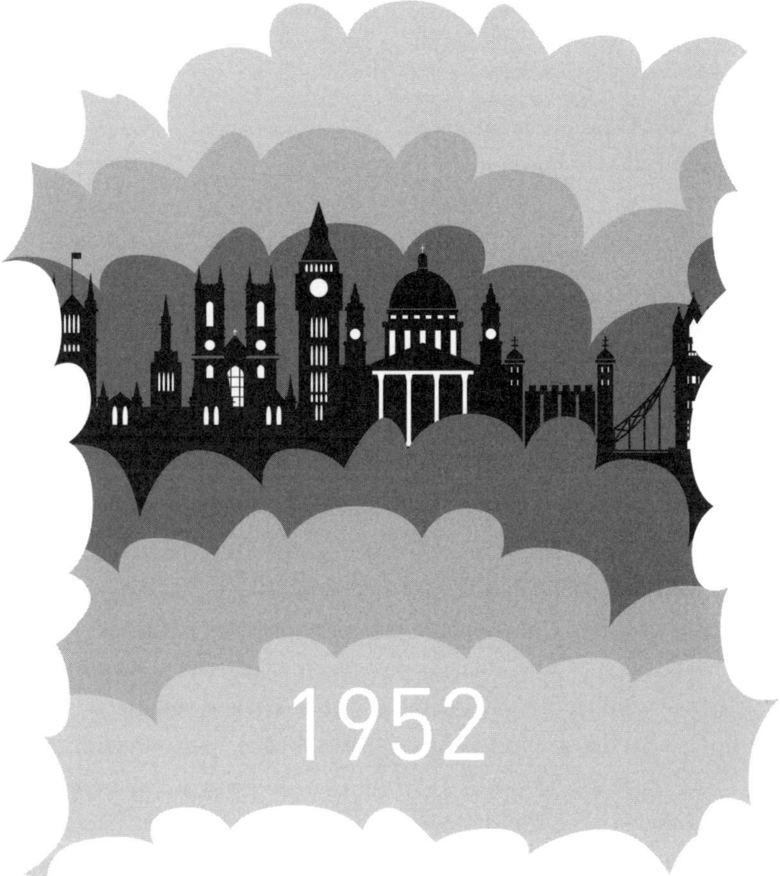


verschärfen. Das Ärzteparlament rechnet vor, dass allein für den Bereich des Frankfurter Flughafens vermeidbare Gesundheitskosten in Höhe von 400 Millionen Euro zur Behandlung von Herz-Kreislauf-Krankheiten aufgebracht werden müssen.

Vor den dramatischen Folgen von Umweltbelastungen warnt auch der Ökologische Ärztebund, der sich zum Ziel gesetzt hat, verschwiegene oder verharmloste Gesundheitsgefahren öffentlich zu machen. Auch in der International Society of Doctors for the Environment organisieren sich Ärzte aus 35 Ländern, um für den Schutz der Umwelt einzutreten.

Das ärztliche Engagement für Nachhaltigkeit ist einleuchtend – nicht nur, weil dieser Berufsstand täglich mit umweltbedingten Gesundheitsfolgen konfrontiert ist. Ärzte, die ihre Patienten zu gesünderem Leben motivieren, übernehmen Verantwortung für eine nachhaltigere Gesellschaft. Doch das ist nur der erste Schritt, denn nachhaltig wirksam wird der gesunde Lebensstil erst in einer Umwelt, die möglichst wenig belastet ist. Für den Erhalt reiner Luft, sauberen Wassers, fruchtbarer Böden kämpfen Ärzte seit den Anfängen der Ökologiebewegung aktiv mit.

Der Arzt Bodo Manstein etwa war 1975 Mitbegründer und erster Vorsitzender des Bundes Umwelt und Naturschutz Deutschland. Mittlerweile ist der BUND mit mehr als 460 000 Mitgliedern eine der größten Umweltschutzorganisationen des Landes. Auch der bekannte Arzt und Sozialphilosoph Horst Eberhard Richter hat sich unermüdlich für Nachhaltigkeit und Ökologie eingesetzt. 1982 gehört er zu den Gründern der westdeutschen Sektion der Internationalen Ärzte für die Verhütung des Atomkrieges, die für ihr Engagement drei Jahre später den Friedensnobelpreis erhielt. Und Anfang der 1960er Jahre entwickelte der Arzt und Mikrobiologe Hans Peter Rusch einen Bodentest, mit dessen Hilfe Bauern und Gärtner die Bodenfruchtbarkeit bestimmen konnten. Bis heute ist der Rusch-Test Landwirten ein Begriff als Grundlage des organisch-biologischen Landbaus.

Hans Peter Rusch prägte den Begriff vom »Kreislauf der lebenden Substanz« und entwickelte gemeinsam mit einem Schweizer Biologen und Agrarpolitiker eine Landbaulehre, die auf künstlichen Dünger und Pestizide verzichtet. Diese Vordenker der ökologischen Landwirtschaft scharten einen immer größeren Kreis von Bauern, Gärtnern, Winzern und Imkern um sich, die sich schließlich als Bioland-Verband organisierten und Richtlinien zur ökologischen Landwirtschaft erarbeiteten. Heute führt jeder gut sortierte Supermarkt Produkte der Marke Bioland. 5400 Bauern und Lebensmittelhersteller arbeiten heute nach den Bioland-Richtlinien. So ist es also einem Arzt zu verdanken, dass wir mit gutem Gewissen Bio-Käse, Bio-Brot und Bio-Wein genießen können – Lebensmittel, die keine Schadstoffe aufweisen, und das bei einer in der Regel wesentlich besseren Klimabilanz als bei konventionell angebauten Produkten.

**Für den Erhalt reiner Luft, sauberen Wassers, fruchtbarer Böden kämpfen Ärzte seit den Anfängen der Ökologiebewegung aktiv mit.**

# 35 ... weil Ärzte Menschheitsträume wahr werden lassen

**Der Jungbrunnen ist noch nicht erfunden. Trotzdem macht der rasante medizinische Fortschritt einst Undenkbares möglich: defekte Körperteile ersetzen, das Erbgut reparieren, Krankheiten prognostizieren und den Denkapparat in Hochform bringen.**

Noch nie wurden Menschen so alt wie heute, noch nie sind sie bis ins hohe Alter so gesund gewesen. Ärzte haben zweifellos dazu beigetragen, dass die Lebenserwartung in Deutschland innerhalb von zwei Jahrhunderten um knapp 40 Jahre gestiegen ist und mittlerweile jeden Tag um weitere sechs Stunden zunimmt. Noch Ende des 19. Jahrhunderts starben Männer im Durchschnitt mit knapp 36 Jahren und Frauen mit gut 38 Jahren, jedes vierte Kind wurde nicht älter als zwei Jahre. Heute liegt die Lebenserwartung von neugeborenen Jungen bei 70,4 Jahren und von Mädchen bei 82,6 Jahren. Allen Prognosen zufolge wird sich die Zahl der über 80-Jährigen bis 2030 verdoppeln und die Zahl der über 90-Jährigen sogar verdreifachen. Der amerikanische Zukunftsforscher Ray Kurzweil äußert in einem Interview mit der *Frankfurter Allgemeinen Zeitung* sogar die Vermutung, dass der Mensch mit Hilfe der Medizin irgendwann unsterblich wird, weil es möglich sein wird,

»unser biologisches Programm durch Biotechnologie zu modifizieren. Das wird uns lange genug leben lassen, bis uns die Nanotechnologie befähigt, ewig zu leben.«

Von solchen kühnen und durchaus auch gruseligen Träumen ist die heutige Forschung noch weit entfernt. Allerdings ist sie dem Geheimnis des Alterns inzwischen so dicht auf die Spur gekommen wie niemals zuvor. Drei amerikanische Forscher haben ein Enzym entdeckt, das der Alterung von Zellen offenbar entgegenwirkt. Es wirkt an den Enden der Chromosomen, den sogenannten »Telomeren«. Diese DNS-Stücke schützen das Chromosom vor dem Abbau. Sie werden aber bei jeder Zellteilung kürzer, so dass die Zelle schadhaft wird oder abstirbt. Diese Verkürzung kann durch das von den Forschern gefundene Enzym unterbunden und damit die Zelle länger jung erhalten werden. Für ihre spannenden Erkenntnisse haben die Wissenschaftler 2009 zwar den Nobelpreis erhalten, doch ob daraus jemals eine brauchbare Anti-Aging-Therapie wird, steht noch in den Sternen.

**Die Medizin kommt dem Menschheitstraum nahe, Krankheiten zu verhindern, noch bevor sie wirklich entstehen.**

Wesentlich weiter ist die Medizin bereits bei der Gentherapie. Mit Hilfe der molekularen Biologie etwa hat man einen Wirkstoff entdeckt, der bei bestimmten Tumoren direkt am geschädigten Erbgut ansetzt und die krankhafte Zellteilung unterdrückt. Dank der Entschlüsselung des Genoms kann inzwischen auch frühzeitig geprüft werden, ob eine genetische Veranlagung für bestimmte Krankheiten vorliegt. Damit kommt die Medizin dem Menschheitstraum nahe, Krankheiten zu verhindern, noch bevor sie wirklich entstehen. Patienten wissen nach einem Test um ihre Risikofaktoren und können sich vorsorgend verhalten. Solange es jedoch Erkrankungen gibt, die nicht erfolgreich therapiert werden können, stellt diese vorher-

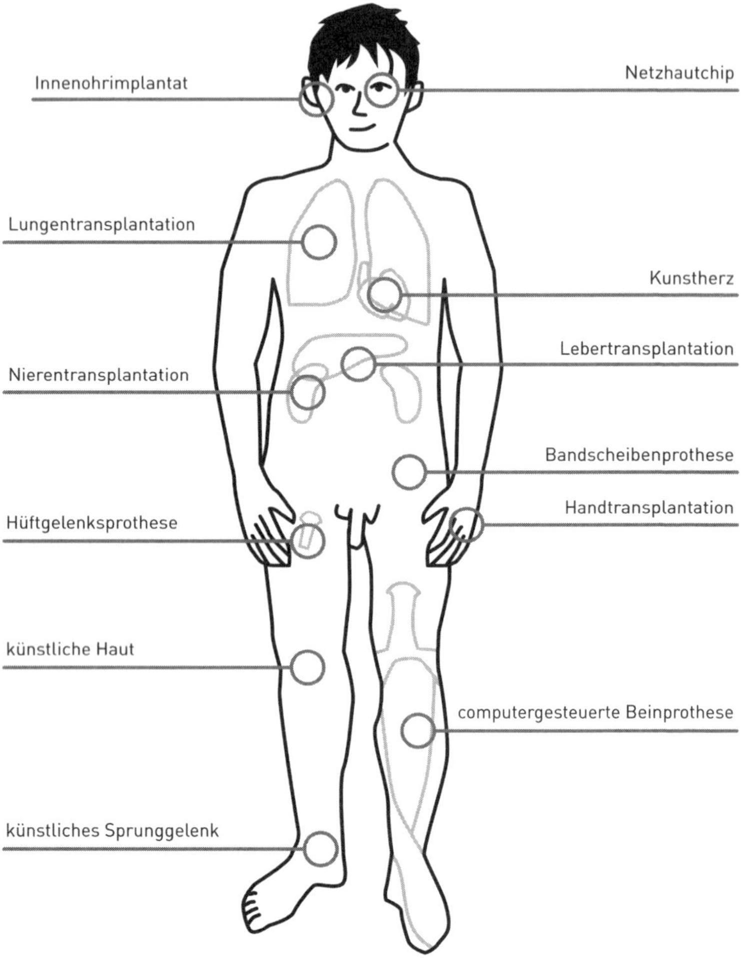
Innenohrimplantat
Netzhautchip
Lungentransplantation
Kunstherz
Lebertransplantation
Nierentransplantation
Bandscheibenprothese
Handtransplantation
Hüftgelenksprothese
künstliche Haut
computergesteuerte Beinprothese
künstliches Sprunggelenk

sagende Medizin allerdings eine ethische Gratwanderung dar. Dennoch verspricht dieser Ansatz Gesundheit und Lebensqualität in viel höherem Maß zu erhalten, als es bislang möglich war.

Die Geschichte zeigt, dass medizinische Pionierleistungen fast immer Licht- und Schattenseiten haben. Als der Physiker Wilhelm Conrad Röntgen 1895 die Röntgenstrahlung entdeckte, wurde der Traum vom Blick in den lebenden Körper wahr, doch niemand ahnte, welche gefährlichen Nebenwirkungen das Durchleuchten der Patienten hatte. Als der südafrikanische Chirurg Christiaan Barnard 1967 die erste Herztransplantation vornahm, war das eine große Hoffnung für Herzkranke, doch bis die Operationsmethoden endgültig ausgereift waren, beschränkte sich die lebensverlängernde Wirkung des Eingriffs auf nur wenige Monate. Als 1978 im britischen Oldham das erste durch künstliche Befruchtung gezeugte Retortenbaby zur Welt kam, war das Mädchen zwar wohlauf, ihre Geburt aber löste einen moralischen Entrüstungssturm um die ganze Welt aus und machte das Thema zum heißen Eisen.

Heute wird durch diese sogenannte In-vitro-Fertilisation allein in Deutschland mehr als 11 000 Kindern pro Jahr das Leben geschenkt – und nur eine verschwindend kleine Minderheit nimmt noch Anstoß daran. Herztransplantationen haben längst einen festen Platz im Leistungsspektrum größerer Kliniken, ebenso wie die Transplantation von Lebern, Nieren oder Lungen. In einer Münchner Klinik konnte dem Opfer eines Arbeitsunfalls sogar erfolgreich zu zwei neuen Armen verholfen werden. Und Chirurgen in den USA haben es geschafft, einem durch einen Stromunfall verletzten Mann in einer 15-stündigen Operation ein komplettes Gesicht zu transplantieren. In atemberaubendem Tempo hat sich nicht nur die Transplantationsmedizin weiterentwickelt, sondern auch die Prothetik. Dank neuartiger Werkstoffe wachsen Beinprothesen, die an einem Oberschenkelknochenimplantat befestigt werden, so eng mit dem Knochengewebe zusammen, dass der Prothesenträger tatsächlich wieder Boden unter den Füßen spürt. Auch der Gehörsinn kann in manchen Fällen mit einer elektronischen Innenohrprothese wiederhergestellt werden. Das Implantat setzt den Schall in elektrische Impulse um, die unmittelbar die Hörnerven reizen. Und viele blinde Menschen hoffen auf Argus II – einen winzigen Chip, der in die Netzhaut implantiert wird. Das System wandelt Videobilder, die durch eine in die Brille integrierte Miniaturkamera erfasst werden, in elektrische Impulse um, die drahtlos an das Implantat übermittelt werden und die verbleibenden Netzhautzellen stimulieren. Dadurch erhalten die Patienten zumindest einen Teil ihrer Sehkraft zurück.

Blinde können wieder sehen, Taube wieder hören und Gelähmte wieder gehen – was über die Jahrtausende als Sinnbild eines Wunders schlechthin galt, beginnt mit der modernen Medizin Wirklichkeit zu werden. Inzwischen arbeiten Wissenschaftler sogar an einem Medikament, mit dem das Gehirn auf ein fotografisches Gedächtnis getunt werden kann. Die Versuche mit der Blitz-Lernpille werden bislang nur an Taufliegen vorgenommen. Bei allem Fortschrittsdenken besteht jedoch immer noch Grund genug, dass Ärzte sich mit unveränderter Vehemenz auch ihrer ursprünglichen Aufgabe widmen: der Sorge um die, die schwach und hilfsbedürftig sind.

# 36 ... weil Ärzte sich in der Wildnis selbst operieren können

**Ein Arzt ist in der Lage, sich auch ohne fremde Hilfe zu kurieren – selbst in Extremsituationen.**

Der Chirurg Leonid Rogozow war als ärztlicher Begleiter für zwölf Forscher auf einer sowjetischen Polarstation. Doch dann wurde er selbst krank. Er bekam hohes Fieber und anhaltende Schmerzen im linken Unterbauch. Als Arzt stellte er die Diagnose sofort – akute Blinddarmentzündung. Rogozow war klar, dass er sofort operiert werden musste, doch die nächste Station lag über 1600 Kilometer entfernt. Kein Flugzeug konnte ihn dorthin bringen und auch kein Versorgungsschiff, denn der Polarwinter hatte gerade begonnen, und das Meer war zugefroren. Am Morgen des 30. April 1961 konnte er sich vor Schmerz kaum noch halten. »Ich muss meinen einzigen Ausweg durchdenken: Selbstoperation!«, zitiert das *British Medical Journal* aus Rogozows Tagebuch. Der Arzt bat zwei Kollegen aus dem Forschungsteam – einen Mechaniker und einen Meteorologen –, ihm bei dem Eingriff zu assistieren. Er klärte sie über die Operationsmethode auf und bereitete Spritzen vor – für den Fall, das er kollabieren sollte. Am Abend verpasste er sich eine lokale Betäubung, richtete sich im Bett halb auf und griff zum Skalpell. Mit einem zehn Zentimeter langen Schnitt öffnete Rogozow seine Bauchdecke und versuchte, trotz starker Blutungen den Blinddarm zu ertasten und präzise zu entfernen. Die Kollegen hielten ihm dabei einen Spiegel und wurden beim Anblick des martialischen Geschehens fast ohnmächtig. Rogozow aber hielt durch und hatte Erfolg. Nach zwei Stunden schloss er die Wunde und schluckte Schlafmittel und Antibiotika. Zwei Wochen später nahm der Arzt seinen Dienst wieder auf. Als er ein Jahr später von der Polarstation wieder nach Hause kam, wurde er als Held gefeiert. Auf die Frage, wie er diese Tortur durchstehen konnte, antwortete der Chirurg nur lächelnd: »Es war ein Job wie jeder andere.«

Da hat der unerschrockene Arzt wohl ziemlich tiefgestapelt, doch grundsätzlich gilt: Wenn Ärzte krank werden, dann wissen sie sich oft selbst zu helfen und zu heilen. Mit Alltagskrankheiten oder kleineren Verletzungen braucht sich kein Arzt ins Wartezimmer zu setzen. Er kennt aufgrund seiner ärztlichen Erfahrung die Symptome, stellt die Diagnose selbst und kann im Zweifelsfall am eigenen Arbeitsplatz testen, ob die Blutwerte in Ordnung sind. Auch Medikamente verschreiben sich die meisten Ärzte auf dem eigenen Rezeptblock. Und so manchem lateinunkundigen Krankenversicherungsmitarbeiter hat die Unterschrift »ad usum meum proprium« schon Rätsel aufgegeben. Dabei ist »zum eigenen Gebrauch« die juristisch korrekte Formulierung für Selbstmedikation.

**Beeindruckend ist der Mut, mit dem so mancher Arzt im Selbstversuch einen wichtigen Beitrag zum medizinischen Fortschritt geleistet hat.**

Ob Ärzte dank ihrer medizinischen Kenntnisse auch gesünder sind, ist nicht zweifelsfrei zu klären. Fest steht nur, dass Ärzte etwas seltener krank sind als die übrige Bevölkerung. Die Ärzteschaft vermeldet für ihren Berufsstand im Jahresdurchschnitt eine etwa drei Tage kürzere Dauer der jährlichen Krankheitsepisoden.

Natürlich macht der Doktortitel nicht gegen Krankheiten immun – Ärzte sind ebenso verwundbar wie alle anderen Menschen auch. Interessant ist aber, dass nicht wenige Ärzte ihre schwere Er-

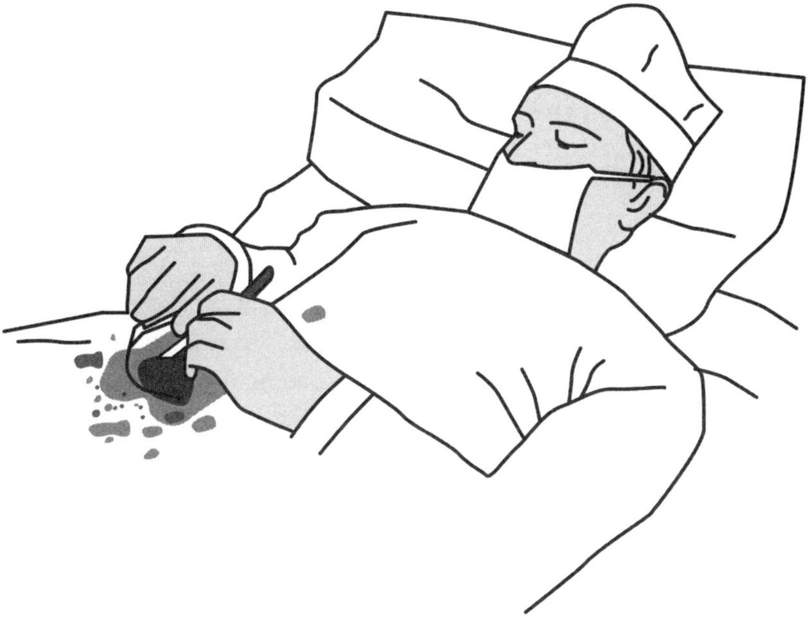

krankung dazu motiviert, das eigene Fach zu reformieren. Robert Holbrook Smith zum Beispiel. Der amerikanische Arzt war chronischer Alkoholiker und gründete die Anonymen Alkoholiker, die größte und erfolgreichste Selbsthilfegruppe für Alkoholkranke.

Ebenso beeindruckend ist der Mut, mit dem so mancher Arzt im Eigenexperiment einen wichtigen Beitrag zum medizinischen Fortschritt geleistet hat. Der amerikanische Zahnarzt Horace Wells etwa entdeckte im Selbstversuch ein Mittel, das ihm die Dankbarkeit von Millionen Menschen sicherte. Er ließ sich unter Lachgasnarkose einen Zahn ziehen und revolutionierte damit die Betäubungsmethoden. Noch couragierter ging der australische Gastroenterologe Barry Marshall bei seinem medizinischen Selbstversuch vor. Gemeinsam mit einem Kollegen hatte er Anfang der 1980er Jahre die These aufgestellt, dass das Magengeschwür eine bakteriell ausgelöste Krankheit ist. Bei seinen Forschungen hatte er das Bakterium Helicobacter pylori entdeckt und bei 90 Prozent seiner Gastritis-Patienten auch tatsächlich nachgewiesen. Doch die Fachkollegen ließen sich von der damals gültigen Lehrmeinung, Stress sei die Hauptursache für Magengeschwüre, nicht abbringen und lehnten Marshalls Theorie kategorisch ab. Da entschloss sich der noch in der Ausbildung befindliche Arzt, einen ebenso bestechenden wie drakonischen Gegenbeweis zu liefern. Er schluckte einen selbst gemixten Bakteriencocktail und hoffte inständig, dass er ihn krank machen würde. Kaum fünf Tage später litt er unter starker Übelkeit. Die Biopsie war eindeutig: Helicobacter pylori hatte Marshalls Magenschleimhaut besiedelt und eine akute Gastritis ausgelöst. Sein Selbstversuch mit der ekligen Bakterienbrühe verhalf ihm im Jahr 2005 zum Medizin-Nobelpreis.

# 37 … weil Ärzte erfolgreiche Unternehmer sind

**Ärztlicher Unternehmergeist beginnt mit der Praxisgründung – und hat schon so manchen Weltkonzern hervorgebracht.**

Als Bernd Braun nach dem Medizinstudium in das väterliche Unternehmen, das seit 1932 von seinen älteren Brüdern geleitet wird, eintritt, hat der Medizinbedarfshersteller knapp 500 Mitarbeiter und kämpft ums Überleben. Das war 1936. Heute ist B. Braun Melsungen ein Weltkonzern mit mehr als 43 000 Beschäftigten in mehr als 50 Ländern und einem Jahresumsatz von 4,6 Milliarden Euro. Das Unternehmen zählt zu den weltweit führenden Lieferanten für Krankenhaus- und Gesundheitsbedarf. Die Produktpalette reicht von Infusionslösungen über Zubehör für die Infusionstherapie, Intensivmedizin und Anästhesie bis hin zu chirurgischen Instrumenten, Hüft- und Knieendoprothesen, Dialysegeräten und Produkten für die Wundversorgung. Der steile Aufstieg der Firma ist nicht zuletzt der Innovationslust von Bernd Braun zu verdanken.

In den Nachkriegsjahren steigt Braun mit seinem Unternehmen in die Infusionstechnik ein und ersetzt das für medizinische Geräte damals übliche Glas und Metall durch Kunststoff. Das ist die Geburtsstunde der medizinischen Einmalgeräte, die aus dem heutigen Ärztealltag nicht mehr wegzudenken sind. Anfang der 1960er Jahre kurbelt eine weitere Innovation die Geschäftsentwicklung an:

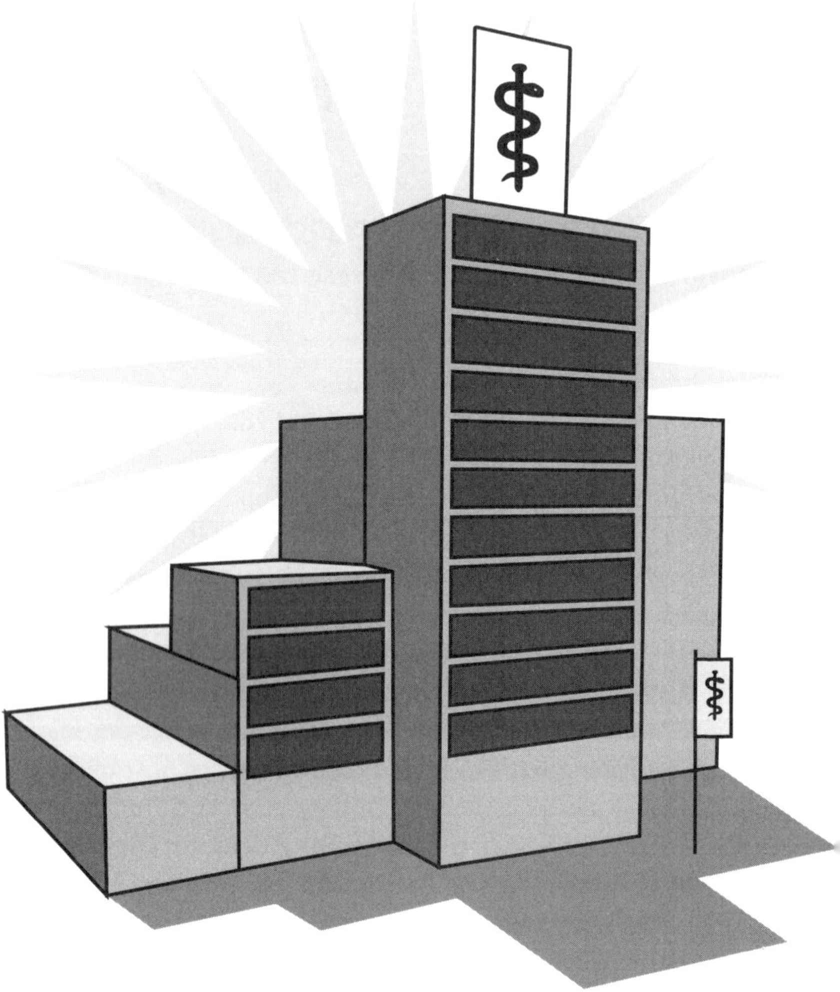

Bernd Braun entwickelt die »Braunüle« – die erste Dauerverweilkanüle aus Kunststoff –, auch sie ist bis heute im Krankenhaus und in der Praxis Standard.

Nicht jeder Arzt hat solche weltbewegenden Geschäftserfolge vorzuweisen. Doch eigentlich sind alle Ärzte Unternehmer. Jede der 140 000 Arztpraxen ist ein Wirtschaftsunternehmen, das inklusive Mitarbeitern meistens fünf bis zehn Familien ernährt. Und auch die 170 000 angestellten Ärzte in Krankenhäusern tragen unternehmerische Verantwortung, um die Wirtschaftlichkeit des eigenen Schaffens im Interesse der Patienten und des Solidarsystems zu gewährleisten. Kaum ein anderer Berufszweig schafft hierzulande mehr Arbeitsplätze als die Gesundheitswirtschaft: 4,8 Millionen Menschen waren 2010 im Gesundheitswesen beschäftigt, das sind fast 12 Prozent aller Erwerbstätigen.

Steigende Erwartungen der Patienten und permanente Neuerungen in der Medizin verlangen dem Arzt heute mehr denn je auch die Rolle des Unternehmers ab. Liquiditätsplanung, Personalführung, Investitionsstrategien, Imagepflege, Marketing oder ähnliche betriebswirtschaftliche Aspekte sind aus dem ärztlichen Berufsalltag nicht mehr wegzudenken. Außerdem beflügeln neue Organisationsformen wie Praxisnetze oder Medizinische Versorgungszentren den ärztlichen Unternehmergeist.

Der Neuroradiologe Wolfgang Auffermann hatte während eines Forschungsaufenthalts in den USA schon vor mehr als 20 Jahren gesehen, welche unternehmerischen Erfolge für Ärzte möglich sind. Nach seiner Rückkehr nach Deutschland stand für ihn fest, dass er Arzt und Unternehmer werden wollte. Zunächst ließ sich Auffermann mit einer eigenen radiologischen Praxis in Hamburg nieder. Als 2004 gleich mehrere standesrechtliche Beschränkungen fielen, konnte er seine unternehmerischen Ambitionen endlich ausleben. Er gründete fast im Jahresrhythmus radiologische Zentren im In- und Ausland, holte Investoren mit ins Boot und stattete seine Praxen mit modernsten bildgebenden Geräten aus. Heute ist der Radiologie- und Diagnostikverbund Hanserad mit rund 260 Mitarbeitern einer der größten in Deutschland. An Standorten in Hamburg, München, Sankt Petersburg, Sacramento und Dubai setzt das Unternehmen jährlich 35 Millionen Euro um. Alle Standorte sind über Highspeed-Datenleitungen miteinander vernetzt und ermöglichen den Kunden Zugang zur Fachkenntnis von weltweit mehr als 100 Experten. Außerdem steht den Patienten die gesamte Bandbreite radiologischer Untersuchungen zur Verfügung.

**Gesundheitsunternehmer bieten völlig neue medizinische Dienstleistungen an und treiben den Wandel der Gesundheitswirtschaft voran.**

Gesundheitsentrepreneure wie Wolfgang Auffermann bieten völlig neue medizinische Dienstleistungen an und treiben den Wandel der Gesundheitswirtschaft voran. Lutz Helmig etwa ist eigentlich Gefäßchirurg. 1995 gründete er die Helios-Kliniken und baute die Klinikgruppe zu einem der größten Anbieter stationärer und ambulanter Patientenversorgung Europas auf. Helios beschäftigt über 43 000 Mitarbeiter und erwirtschaftete 2011 einen Umsatz von rund 2,7 Milliarden Euro. Vor sieben Jahren verkaufte Helmig die Klinik-Gruppe für 1,5 Milliarden Euro an den Fresenius-Konzern. Einen Teil des Gewinns investierte er unter anderem in ein neues Unternehmen, das 60 Flugzeuge für Geschäftsreisende betreibt.

Mit ärztlichem Sachverstand und Ideenreichtum ist auch Andreas Strüngmann Milliardär geworden. Gemeinsam mit seinem Zwillingsbruder Thomas hat er das Pharmaunternehmen Hexal aufgebaut und für rund 6 Milliarden Euro an die Novartis AG verkauft. Mit dem Geld beteiligten sie sich an Immobilienkonzernen und Solarunternehmen. Außerdem gründeten die Brüder ein

Institut, das die Funktionsweise des menschlichen Nervensystems erforscht, und steckten mehr als 500 Millionen Euro in junge Unternehmen der Biotech-Branche. »Man sollte alle paar Jahre etwas Neues beginnen«, sagt Strüngmann in einem Interview mit dem Magazin *brand eins*.

Dass Ärzte auch außerhalb der Gesundheitswirtschaft großartige Unternehmer sein können, zeigt die Erfolgsgeschichte der Schuheinzelhandelskette Deichmann. Heinz-Horst Deichmann schloss 1951 sein Medizinstudium ab und arbeitete in der Chirurgie und der Orthopädie. Dann hängte er den Arztkittel an den Nagel und widmete sich ganz dem elterlichen Schuhgeschäft. Heute ist die Deichmann-Kette der größte Schuhhändler Europas. Einen Teil seiner Gewinne lässt Deichmann stets Bedürftigen zukommen. Mehrere Millionen Euro fließen jährlich in medizinische Hilfsprojekte in Indien und Tansania. Deichmann selbst besuchte die Krankenstationen regelmäßig und half als Arzt bei der Betreuung der Kranken. So konnte er sich als Unternehmer den Wunsch erfüllen, der ihn auch zum Medizinstudium motiviert hatte: anderen zu helfen.

# 38 … weil Ärzte dabei sind, wenn ethische Standards gesetzt werden

**Ob Reproduktionsmedizin, Organspende oder Sterbehilfe – der verantwortungsvolle Umgang mit ethischen Themen gehört zum ärztlichen Berufsalltag.**

»Ich werde ärztliche Verordnungen treffen zum Nutzen der Kranken, nach meiner Fähigkeit und meinem Urteil, hüten aber werde ich mich davor, sie zum Schaden und in unrechter Weise anzuwenden.« Der Eid des Hippokrates, aus dem das Zitat stammt, gilt als erste Formulierung einer ärztlichen Ethik. Zwar muss den Eid kein Arzt heute mehr leisten, doch ist er als ethisches Gebot immer noch von Bedeutung. Jedem Arzt ist bewusst, dass sich sein Handeln nicht nur durch naturwissenschaftliches Wissen und technisches Können legitimiert, sondern immer auch durch Verpflichtungen ethischer Art. Arzt sein heißt, moralische Verantwortung für das Wohl des Patienten zu übernehmen, Unterstützung zu leisten, ohne zu bevormunden, und die eigenen Interessen dem Patientenwohl unterzuordnen. Darüber hinaus muss die Ärzteschaft der Gesellschaft glaubhaft vermitteln, dass sie die Qualität der Medizin ständig weiterentwickelt, schlechte Arbeit von Ärzten nicht duldet und sorgsam mit den Ressourcen des Versorgungssystems umgeht.

Die heutigen Möglichkeiten der medizinischen Diagnostik und Therapie machen die ärztliche Berufsethik bedeutender denn je. Im Krankenhausalltag etwa sind Ärzte täglich mit ethischen Fragen konfrontiert. »Gehen wir mit unseren Eingriffen in das Leben eines alten Patienten zu weit?« »Wahren wir durch unser Handeln seine Würde?« »Was rechtfertigt unser ärztliches Tun?« Ethisch angemessene Antworten auf solche heiklen Fragen zu finden ist für den einzelnen Arzt schwierig und manchmal unmöglich. Deshalb haben viele Krankenhäuser inzwischen Ethikkomitees oder ein sogenanntes Ethikkonsil eingerichtet. Letzteres wird immer dann einberufen, wenn Ärzte eine ethisch kritische Entscheidung treffen müssen. Daran beteiligt sind der verantwortliche Arzt, das Pflegepersonal, ein Psychologe und ein Ethikberater, der das jeweilige Fallgespräch moderiert und Handlungsempfehlungen gibt. Der Ethikberater entwickelt außerdem gemeinsam mit den medizinischen Abteilungen ethische Leitlinien für den Berufsalltag und schult die Mitarbeiter.

**Arzt sein heißt, moralische Verantwortung für das Wohl des Patienten zu übernehmen, Unterstützung zu leisten, ohne zu bevormunden, und die eigenen Interessen dem Patientenwohl unterzuordnen.**

Auch die Bundes- und Landesärztekammern haben Kommissionen und Gremien eingerichtet, die ethische Empfehlungen und Leitlinien formulieren. Medizinische Behandlungen im Bereich der Gentechnik zum Beispiel sind durch die Berufsordnungen der Landesärztekammern geregelt. Sie verpflichten den Arzt, sich vor der Anwendung von bestimmten Behandlungsmethoden von der jeweiligen Ethikkommission beraten zu lassen. Auch bei manchen Formen der Organspende sind ethische Gutachten vorgeschrieben. Ebenso müssen Ärzte ihre medizinischen Forschungsvorhaben von Ethikkommissionen prüfen lassen, die bei den medizinischen Fakultäten oder den Landesärztekammern angesiedelt sind. Damit leisten die Ethikkommissionen wertvolle Arbeit für den Patientenschutz und die Qualitätssicherung von ärztlicher Arbeit.

Das Fach Medizinethik gehört seit 2003 zum Pflichtteil der Medizinerausbildung an deutschen Universitäten. Dürfen menschliche Stammzellen auf Tiere übertragen werden, um Krankheiten zu erforschen? Soll gesetzlich erlaubt werden, dass Embryonen auf genetische Defekte untersucht werden? Ist es ethisch vertretbar, das Erbgut eines Menschen mitsamt personenbezogenen Daten zur Erforschung von Krankheiten in Biodatenbanken zu speichern? Mit solch brisanten ethischen Fragen beschäftigt sich der Deutsche Ethikrat. Knapp ein Drittel seiner Mitglieder sind Ärzte und Medizinethiker. Die Experten des Deutschen Ethikrats verfolgen und beurteilen aktuelle Entwicklungen im Bereich der Biomedizin und Biotechnologie. Auf der Agenda stehen aber auch Themen wie Demenz, Organspende und die Mittelverteilung im Gesundheitswesen. Mit seinen Stellungnahmen informiert der Deutsche Ethikrat die Öffentlichkeit und unterstützt Entscheidungen der Bundesregierung. Die Arbeit des Gremiums trägt dazu bei, das Bewusstsein für ethische Fragen zu schärfen und Entscheidungen zu unterstützen, die dem medizinischen Qualitätsindikator Ethik dienlich sind.

# 39 … weil Ärzte Revolutionen beflügeln

**Sie kämpften für Freiheit, Gerechtigkeit und Menschenwürde. Viele Ärzte haben mit ihrer Rebellion gegen die Missstände ihrer Zeit Geschichte geschrieben.**

Schon seine Volksschullehrer beschrieben ihn als rebellisch, waghalsig und kühn. Wegen seines respektlosen Verhaltens flog Ernesto »Che« Guevara sogar von der Schule. Auch in seinem späteren Leben ließ er sich in seinem Kampf gegen politisches und soziales Unrecht von nichts und niemandem einschüchtern. Che Guevaras Weg zum weltbekannten Revolutionär beginnt mit seinem Medizinstudium, das er 1947 in Buenos Aires aufnimmt. Das Studium betrachtete er auch als persönliche Therapie, denn seit seiner Kindheit litt er an schwerem Asthma. Trotz seiner Krankheit bricht Che Guevara immer wieder zu kräftezehrenden Reisen quer durch Lateinamerika auf. Konfrontiert mit dem Elend der Bevölkerung, beschließt er, aktiv in den Widerstand gegen Hunger, Armut und Unterdrückung zu gehen. In Mexiko lernt er Fidel Castro kennen und schließt sich den kubanischen Rebellen an. Auf der Karibikinsel herrscht der Diktator Fulgencio Batista mit seiner brutalen Geheimpolizei, amerikanische Mafiosi kontrollieren Kasinos, Drogenhandel und Prostitution. Während die Privilegierten in Saus und Braus leben, ist die Mehrzahl der 6,5 Millionen Kubaner bitterarm. Fast alle Bauern sind Analphabeten, viele Menschen haben keine Arbeit oder verdingen sich für einen Hungerlohn auf den Zuckerrohrplantagen amerikanischer Konzerne. Castro und Che Guevara ziehen mit kaum 100 Mitstreitern in den Guerillakampf gegen die mit modernsten Waffen ausgerüstete, 60 000 Mann starke Regierungsarmee. Drei Jahre dauert der Kampf – dann wird die Furchtlosigkeit der Rebellen schließlich belohnt. In einem Triumphzug zieht »El Che« am 2. Januar 1959 in Havanna ein. Die Revolutionäre errichten Krankenhäuser und Schulen, verstaatlichen Zuckerrohr- und Tabakplantagen und verbieten den Großgrundbesitz. Doch Che Guevara verlässt den befreiten Inselstaat und setzt seinen Freiheitskampf in Bolivien fort. Dort lockt die bolivianische Armee die Rebellen im Oktober 1967 in einen Hinterhalt. Che Guevara kommt in Gefangenschaft und wird exekutiert. In einem Abschiedsbrief an seine Kinder schreibt er: »Vor allem bewahrt euch stets die Fähigkeit, jede Ungerechtigkeit, die irgendwo auf der Welt begangen wird, aufs Tiefste zu empfinden. Das ist der schönste Charakterzug eines Revolutionärs.«

Lange vor dem berühmten Revolutionär mit der Baskenmütze gab es Ärzte, die auf ein bequemes Akademikerleben verzichtet haben, weil sie sich mit den Missständen ihrer Zeit nicht abfinden wollten. Georg Wedekind etwa ist 1792 Mitgründer des ersten deutschen Jakobinerclubs in Mainz gewesen. Die »Gesellschaft der Freunde der Freiheit und Gleichheit« bekannte sich zu den Idealen der Französischen Revolution und trat für die Abschaffung der Monarchie zugunsten einer republikanischen Staatsform ein. Die Jakobiner etablierten das erste – wenn auch kurzlebige – demokratische Staatswesen auf deutschem Boden, schufen das Leibeigentum ab und führten die Pressefreiheit ein. Doch kaum ein Jahr später eroberte die preußische Armee die Stadt Mainz, und die Jakobinerbewegung wurde zerschlagen.

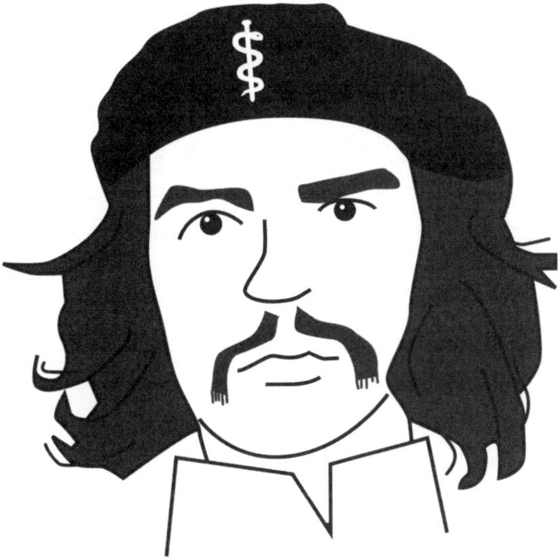

Erfolg und Scheitern prägten auch das Wirken von Georg Büchner. Als Medizinstudent kam er 1833 aus Straßburg nach Gießen und war entsetzt über das Elend der Bauern und die politische Unfreiheit in Hessen. Büchner gründete eine geheime »Gesellschaft für Menschenrechte« und verfasste 1834 den *Hessischen Landboten* – ein Aufruf an die Bauern zur Revolution, der mit den Worten »Friede den Hütten! Krieg den Palästen!« beginnt. Büchner war überzeugt, dass der Kampf um politische Rechte und Freiheiten nur gewonnen werden kann, wenn er gleichzeitig auch ein Kampf gegen die Armut der Bevölkerung ist. Doch der junge Kämpfer für Menschen- und Bürgerrechte wurde verraten, entkam nur knapp einer Verhaftung und musste aus Gießen fliehen. Zurück in Straßburg, lebte er unter ständiger Auslieferungsbedrohung und war gezwungen, sich jeder offenen Rebellion zu enthalten. Stattdessen konzentrierte er sich auf die literarische Aufdeckung der politischen Misere und arbeitete an dem berühmt gewordenen sozialen Drama *Woyzeck*, das er als Fragment hinterließ. Mit nur 24 Jahren starb Büchner an Typhus.

Dass viele Ärzte den Mut hatten, verkrustete und unrechte Systeme aufzubrechen, ist kein Zufall. Ihre ärztliche Berufung, Verantwortung für die Gesundheit der Menschen zu übernehmen, schärft auch den Blick für soziale Missstände. Zum ausgeprägten sozialen Gewissen kommt eine hochgradige Bereitschaft, Risiken mit der richtigen Strategie in Chancen zu verwandeln. Letztlich muss jeder Arzt auch ein Stück weit Idealist sein – und für seine Ideen kämpfen.

**Die ärztliche Berufung, Verantwortung für die Gesundheit der Menschen zu übernehmen, schärft auch den Blick für soziale Missstände.**

Das hat William Masters mit aller Vehemenz getan. Ende der 1950er Jahre forschte der Gynäkologe in St. Louis unter strengster Geheimhaltung über das menschliche Sexualleben. 1966 veröffentlichte er gemeinsam mit Virginia Johnson seine Forschungsergebnisse in einem Buch. Eigentlich war *Die sexuelle Reaktion* als Lehrbuch für Ärzte gedacht, doch es wurde zum Bestseller. Niemand zuvor – außer vielleicht Alfred Kinsey – hatte im prüden Amerika gewagt, über Sexualität so offen, sachlich, neugierig und ohne moralisches Urteil zu reden. Nun klärten Masters und Johnson die Amerikaner auf – und befreiten das Intimleben einer ganzen Nation von Angst und Ahnungslosigkeit. Mit ihrem kühnen Tabubruch öffnete das Ärztepaar letztlich die Tür zur weltweiten sexuellen Revolution.

Eine revolutionäre Pionierleistung hat auch Thure von Uexküll vollbracht. Er gilt als Mitbegründer der Psychosomatik und hat in den 1970er Jahren das Medizinstudium in Deutschland reformiert. Gegen die Widerstände in Kliniken und Fakultäten etablierte er eine Medizinerausbildung, die Psychologie, Soziologie und Psychosomatik integriert und damit stärker auf die Patienten ausgerichtet ist. Sein oberstes Ziel war ein Paradigmenwechsel in der Medizin: nicht Krankheiten, sondern kranke Menschen behandeln – mit einer Medizin, die Körper und Seele – biologische, psychologische und soziale Prozesse – als Einheit betrachtet. Dieses bio-psycho-soziale Systemdenken steht im Zentrum Thure von Uexkülls *Theorie der Humanmedizin*. Die heutige Medizin hat sein Denken bestätigt. Psychosoziale Störungen wie Depressionen, Ängste und Körperbeschwerden ohne greifbare Körperbefunde verursachen viel Leid und enorme Kosten in unserem Gesundheitswesen. Für die Revolutionäre unter den Ärzten bleibt auch künftig noch genug zu tun.

# 40 … weil Ärzte Medizin »made in Germany« zur Weltmarke machen

**Deutschlands Gesundheitswesen gilt als eines der besten der Welt. Ärzte sorgen dafür, dass die Qualität der Medizin höchsten Ansprüchen gerecht wird.**

Jeden Sommer ziehen Scharen von Frauen mit Ganzkörperschleier und Männer in knöchellangen weißen Gewändern durch die Münchner Innenstadt. Die arabischen Touristen kommen wegen des angenehmen Klimas – und um sich in den Kliniken der bayerischen Hauptstadt behandeln zu lassen. Sogar das Königshaus der Vereinigten Arabischen Emirate reist samt Entourage an und begibt sich in die Hände der deutschen Ärzte. Mit fast 6000 ausländischen Patienten pro Jahr ist München bundesweit Spitzenreiter. Aber auch Berlin steht bei wohlhabenden Medizintouristen hoch im Kurs. Der Klinikkonzern Vivantes lockt sie zum Beispiel mit vier eigens eingerichteten Komfortkliniken in die Hauptstadt, deren Luxussuiten permanent ausgebucht sind. Die ausländischen Patienten erhalten ihr landestypisches Essen, können sich in Gebetsräume zurückziehen und sich ein Rahmenprogramm mit Stadtrundfahrt und Opernbesuch organisieren lassen. Doch vor allem kommen die wohlhabenden Araber und Russen wegen der hervorragenden medizinischen Betreuung.

Im Jahr 2010 ließen sich mehr als 77 000 ausländische Patienten in deutschen Kliniken behandeln – Tendenz seit Jahren steigend. Damit ist Deutschland in Europa die Anlaufstelle Nummer eins für Medizintouristen. Medizin »made in Germany« hat international einen exzellenten Ruf. Die Besucher aus dem Ausland kommen wegen der hervorragend ausgebildeten und hochspezialisierten Ärzte, wegen der komfortablen Kliniken, die mit neuesten medizinischen Geräten ausgestattet sind, und wegen der vergleichsweise geringen Behandlungskosten. Außerdem gibt es kaum ein Land mit geringeren Wartezeiten für einen Krankenhaustermin.

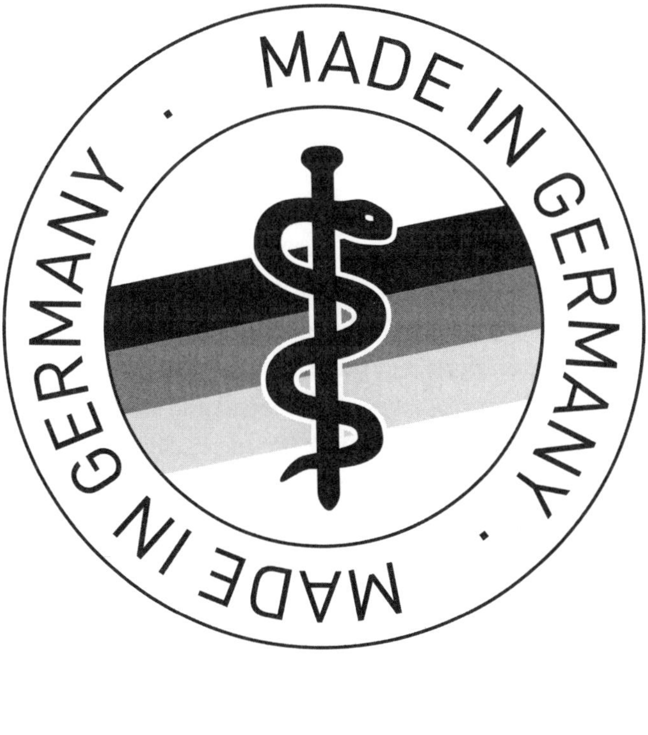

Dass die medizinische Versorgung in Deutschland weltweit eine der besten ist, belegt nicht nur der hohe Zustrom ausländischer Patienten. Auch in internationalen Vergleichsstudien erreicht das deutsche Gesundheitswesen Spitzenplätze. Laut einer kanadischen Untersuchung etwa nimmt es den zweiten Platz ein – nach den Niederlanden und noch vor Österreich und der Schweiz. Deutschland verfügt über eine überdurchschnittlich hohe Zahl an Ärzten, Fachärzten, Pflegepersonal und Krankenhausbetten. Das Renommee der Forschungsinstitute ist hoch, und das deutsche Gesundheitswesen blickt auf die längste Tradition zurück. Hierzulande bekommt jeder gesetzlich versicherte Patient Zugang zur Spitzenmedizin – davon können Menschen in anderen Ländern nur träumen.

**In Deutschland bekommt jeder gesetzlich versicherte Patient Zugang zur Spitzenmedizin.**

Beliebt ist der Medizinstandort Deutschland auch als Arbeitsplatz bei ausländischen Ärzten, mehr als 25 000 sind in unseren Kliniken und Praxen tätig. Auch sie schätzen die hohe Qualität des deutschen Gesundheitswesens und die vielfältigen Möglichkeiten, sich zu spezialisieren, zu forschen und sich in ihrem Fachgebiet weiterzuentwickeln.

Ein weiterer Grund für das hohe Ansehen der Marke »Medizin made in Germany«: Sie hat nicht nur eine lange, sondern auch eine ausgesprochen erfolgreiche Tradition. Die Charité etwa ist eine der größten Universitätskliniken Europas und besteht seit mehr als 300 Jahren. Die Berliner Klinik hat mehr als ein Dutzend Nobelpreisträger hervorgebracht, unter ihnen weltweit bekannte Forscher wie Rudolf Virchow und Robert Koch.

Bis heute schwört man rund um den Globus auf die ärztliche Behandlung durch deutsche Spezialisten. Professor Karl Max Einhäupl, Klinikchef der Berliner Charité, wurde schon mehrfach in die Ukraine gerufen, um den Gesundheitszustand der früheren Regierungschefin zu beurteilen. Und Professor Roland Hetzer, ärztlicher Direktor des Deutschen Herzzentrums Berlin, genießt das Vertrauen vieler prominenter Patienten. So hatte sich der ehemalige russische Präsident Boris Jelzin mehrfach von dem international führenden Herzchirurgen operieren lassen. Zweifellos verdient die deutsche Medizin das weltweit anerkannte Qualitätssiegel »made in Germany«. Doch Qualitätsmarken sind keine Selbstläufer. Damit unser Gesundheitswesen seinen Ruf auch in Zukunft behält, braucht es Ärzte, die diese Erfolgsgeschichte zeitgemäß und ideenreich fortschreiben.

# 41 ... weil Ärzte als Politiker die Gesellschaft gestalten

**»Politik ist nichts weiter als Medizin im Großen«, hat der berühmte Arzt und Politiker Rudolf Virchow gesagt. Im Auftrag der Wähler haben Ärzte schon Großes vollbracht.**

Aus Berlin kommen seit Jahren allerlei Reformen und Reförmchen, und hinter so manchem Programm steckt ein politisch aktiver Mediziner. In der aktuellen Legislaturperiode tragen mit Philipp Rösler und Ursula von der Leyen sogar zwei Mediziner als Bundesminister Regierungsverantwortung. Insgesamt sitzen derzeit 13 Ärzte als Abgeordnete im Deutschen Bundestag. Doch was Rudolf Virchow von der Hauptstadt aus in Gang gebracht hat, stellt alles in den Schatten. Kaum jemand sonst hat sich so vehement für den von ihm geprägten Begriff der »Volksgesundheit« eingesetzt wie der weit über die Landesgrenzen hinaus bekannte Sozialreformer und Wissenschaftler.

Als Arzt wurde Virchow mit seinen wegweisenden medizinischen Arbeiten weltbekannt, er ist Mitbegründer der experimentellen Pathologie. Als Politiker hat er erfolgreich für soziale Gerechtigkeit und die medizinische Grundversorgung der Bevölkerung gekämpft. Dabei begann seine politische Karriere mit einer herben Niederlage. 1848 beauftragt ihn die preußische Regierung, eine Fleckfieberepidemie in Oberschlesien zu untersuchen. Der damals 27-Jährige nimmt kein Blatt vor den Mund und prangert den Hunger und die schlechten Wohnverhältnisse als wahre Ursache der Massenerkrankung an. Als einzig sinnvolle Therapie zur Verbesserung der Gesundheitsverhältnisse fordert er ein demokratisches Staatssystem. Damit macht sich der aufstrebende Wissenschaftler bei der preußischen Regierung so unbeliebt, dass er Berlin verlässt und einem Ruf an die Universität Würzburg folgt. Nach einigen Jahren kehrt er nach Berlin zurück, übernimmt das neu geschaffene Ordinariat an der Charité und nimmt seine politischen Aktivitäten wieder auf.

Als Mitglied der Berliner Stadtverordnetenversammlung setzt er den Neubau mehrerer städtischer Krankenhäuser durch. Auch engagiert er sich für die Schaffung von Parks und Spielplätzen in ärmeren Vierteln. 1861 ist er Mitgründer der Deutschen Fortschrittspartei, für die er im preußischen Abgeordnetenhaus sitzt. Seinen größten Triumph erreicht er dort mit der Durchsetzung einer zentralen Kanalisation und Trinkwasserversorgung in Berlin. Damit wird die Stadt zum vielfach kopierten Vorbild für ganz Europa. Virchows frühe Einsicht, dass Gesundheit stark vom sozialen Status abhängt, ist bis heute hochaktuell, ebenso seine Forderung nach sozialpolitisch engagierter Medizin: »Wenn die Medizin ihre große Aufgabe erfüllen soll, muss sie in das politische und soziale Leben einfließen.«

**Der Umgang mit komplexen Problemen gehört zum ärztlichen Berufsalltag.**

Wenn Ärzte politische Verantwortung übernehmen, haben sie anderen Berufsgruppen einiges voraus. Aus ihrer ärztlichen Tätigkeit kennen sie die Alltagssorgen der Menschen aller Gesellschaftsmilieus. Besonders wenn es um gesundheitliche und soziale Themen geht, wird man Ärzten eher vertrauen als etwa Juristen oder Ökonomen. Der Umgang mit komplexen Problemen gehört zu ihrem ärztlichen Berufsalltag, ebenso der Kampf um die beste Lösung. Und mit ihrem breiten Erfahrungswissen treffen sie den Nerv der Bevölkerung besser als andere.

Glaubwürdigkeit, Durchsetzungskraft, Empathie und Weitsicht – das sind die Eigenschaften, mit denen Gro Harlem Brundtland die Sympathie ihrer Wähler gewonnen hat. Als eine Art Margret Thatcher mit Herz und sozialem Gewissen war die Ärztin dreimal Ministerpräsidentin von Norwegen und ist durch ihr Engagement in der Weltgesundheitsorganisation und den Vereinten Nationen weltberühmt geworden. Dass Norwegen schon vor mehr als 30 Jahren als außergewöhnlich familien- und frauenfreundliches Land galt, ist vor allem Brundtland zu verdanken. Als die Vorsitzende der sozialdemokratischen Arbeiterpartei 1981 zum ersten Mal als Ministerpräsidentin antritt, besetzt sie das 18-köpfige Kabinett mit acht Frauen und führt familienfreundliche Arbeitszeiten im Parlament ein. So etwas hatte es in europäischen Regierungskreisen nie zuvor gegeben. Doch Brundtland, die während ihres Medizinstudiums vier Kinder zur Welt brachte, weiß, was Frauen brauchen, um Beruf und Familienleben miteinander vereinbaren zu können. Außerdem war die im Volksmund liebevoll »grüne Gro« genannte Regierungschefin weltweit die erste Spitzenpolitikerin, die Umweltpolitik ganz oben auf die Agenda setzte. Im sogenannten »Brundtland-Bericht« für die Vereinten Nationen zeigt sie schon 1983, welche Prioritäten eine globale Umweltpolitik setzen muss. Zum Beispiel nennt sie die vorher kaum thematisierte Bevölkerungsexplosion als einen der Haupttreiber der weltweiten Umweltprobleme. Außerdem entdeckt sie den Begriff der Nachhaltigkeit und etabliert ihn erstmals in den politischen Debatten. 1992 gehört Brundtland zu den Initiatoren der Umweltkonferenz in Rio, zuvor hatte ihr Umweltreport *Unsere gemeinsame Zukunft* weltweit für Aufsehen gesorgt.

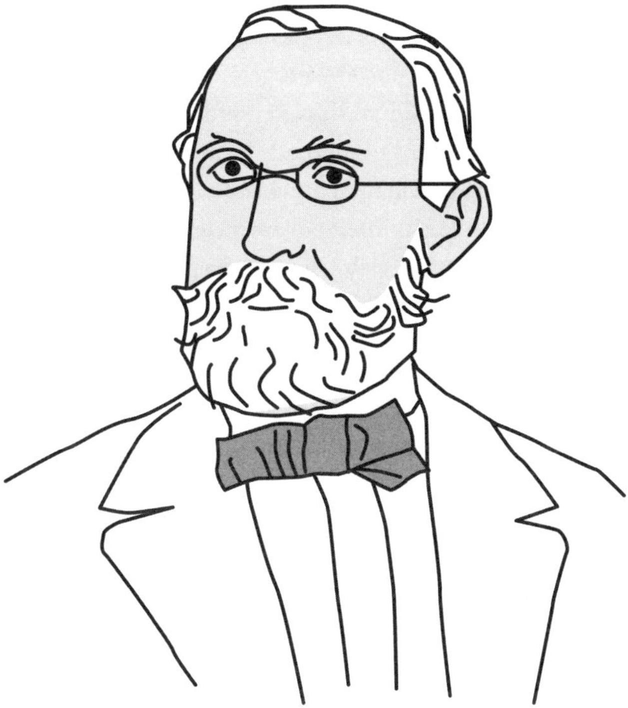

RUDOLF VIRCHOW

Nach ihrem Rücktritt als Ministerpräsidentin wird sie Generaldirektorin der Weltgesundheitsorganisation in Genf und setzt sich besonders für den Kampf gegen Malaria, Tuberkulose und HIV-Infektionen ein. Seit 2007 ist sie UN-Sonderbeauftragte für Klimafragen und gründete im gleichen Jahr die Organisation Global Elders, in der führende Persönlichkeiten der Weltpolitik gemeinsam mit jungen Menschen an schwierigen globalen Problemen arbeiten. Dort engagiert sie sich unter anderem gegen Kinderheiraten. Beim jüngsten Rio-Gipfel hat die energische 73-Jährige erneut verlangt, dass die Rechte der Frauen gefördert und ihr Zugang zu Bildung weltweit dringend verbessert werden müssen. Jeder wisse, dass das der einzig funktionierende Weg sei, um die Geburtenquote zu senken. Ein bisschen Symptomtherapie reiche nicht, sagte die Ärztin und Politikerin in einem Interview mit dem Schweizer Rundfunk. Sie verschreibe vielmehr eine Radikalkur.

# 42 ... weil Ärzte hervorragende Musiker sind – und eigene Orchester haben

**Im Mittelalter war Musik ein Pflichtfach für Medizinstudenten. Der Zusammenhang von Musik und Medizin rückt auch heute wieder ins Blickfeld.**

Zweimal im Jahr tauschen 100 hundert Ärzte und Ärztinnen aus mehr als 20 Nationen ihren weißen Kittel gegen einen Frack beziehungsweise ein Abendkleid. Gemeinsam musizieren sie dann als World Doctors Orchestra (WDO) auf höchstem künstlerischen Niveau, und das in aller Welt. Das außergewöhnliche Orchester wurde im Jahr 2007 von dem an der Berliner Charité tätigen Kardiologen und Medizinprofessor Stefan N. Willich gegründet, seines Zeichens auch ausgebildeter Violinist, Kammermusiker und Dirigent. Die Idee des musikalisch begabten Arztes war, mit Benefizkonzerten soziale und medizinische Hilfsprojekte zu unterstützen und damit auf das Recht auf medizinische Versorgung für alle Menschen in der Welt aufmerksam zu machen.

Dieses Doktororchester, so erstaunlich und anspruchsvoll es ist, stellt dennoch keine Ausnahmeerscheinung dar. Schätzungen zufolge spielt jeder zehnte Arzt ein Instrument, manche davon auf dem Niveau von professionellen Musikern. So auch die Mitglieder des Deutschen Ärzteorchesters, das seit mehr als 20 Jahren eben-

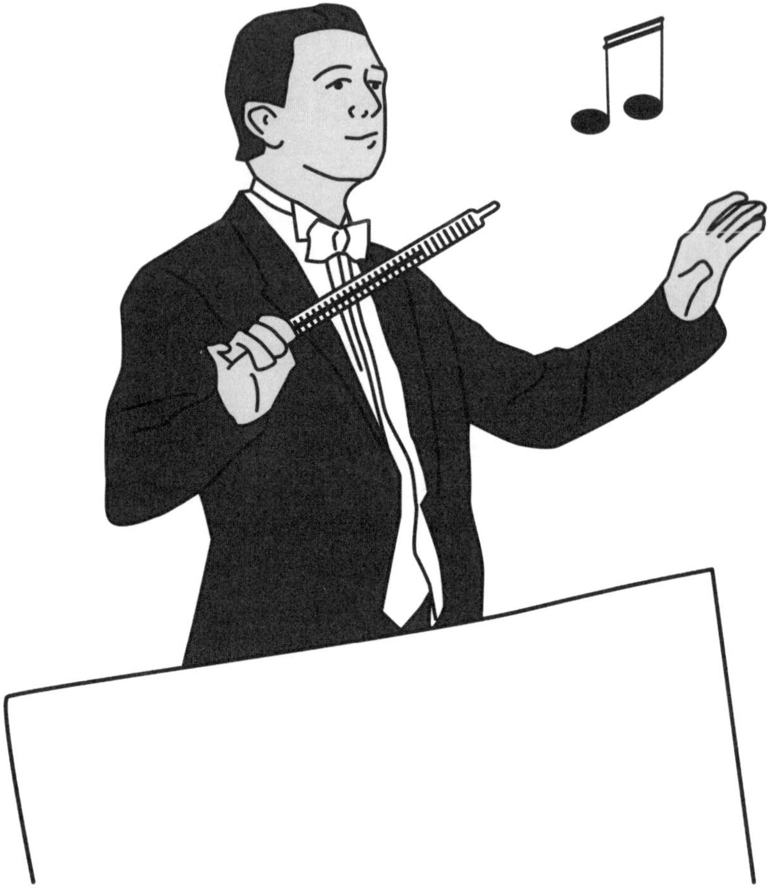

falls Konzerte für den guten Zweck gibt. Auch das Orchester der Deutschen Kinderärzte musiziert regelmäßig zugunsten karitativer und sozialer Einrichtungen für Kinder. Solche medizinisch-musikalischen Formationen gibt es in fast jeder großen Stadt. In Hamburg swingt das Publikum bei Konzerten der Ärztebigband Jazzkulap, an der Universität München gibt es das Orchester der medizinischen Fakultäten der LMU und TU München und in Berlin sorgen The Singing Shrinks für musikalische Unterhaltung – der weltweit einzige Chor, der sich aus Psychiatern, Neurologen und Psychologen zusammensetzt.

Die Vorbilder dieser innigen Verbindung von Musik und Medizin sind uralt. So gilt Asklepios, der Gott der Heilkunst, als Sohn von Apollon, dem Gott der Künste, und im Alten Testament wird davon berichtet, dass König Saul, wenn er wieder einmal von einem »bösen Geist« befallen war, von David mit Zitherspiel besänftigt werden konnte. Im Mittelalter schließlich war das Studium der Musik als eine der sieben freien Künste Pflichtfach im Medizinstudium. Insbesondere arabische Ärzte setzten auf die Heilwirkung von Musik und richteten »musikalische Krankenhäuser« ein. Und noch im 16. Jahrhundert praktizierte der streitbare Arzt und Forscher Paracelsus eine »musikalische Medizin«. Erst als sich die Heilkunde ab dem 17. Jahrhundert zunehmend an naturwissenschaftlichen Grundlagen orientierte, trennten sich die Wege von Musik und Medizin.

**Die Vorbilder der innigen Verbindung von Musik und Medizin sind uralt.**

Geblieben ist das Phänomen, dass Ärzte auffällig oft mit Skalpell und Stethoskop ebenso gut umgehen können wie mit Geige und Saxophon. Ein Grund für diese bemerkenswerte Kombination mag sein, dass musikalische Betätigung zuverlässig zu Entspannung und innerer Harmonie führt und Ärzte deshalb als Ausgleich zu ihrem oft aufreibenden Berufsalltag gerne zu einem Instrument greifen. Stefan N. Willich vom Ärzteorchester weist auf weitere als Erklärung möglicherweise wichtige Aspekte hin: Die Medizin wie die Musik basieren auf klaren, naturwissenschaftlich-systematischen (Medizin) beziehungsweise mathematisch-systematischen (Musik) Strukturen, die ein ähnliches Denken voraussetzen. Hinzu kommt, dass sowohl die Mediziner als auch die Musiker die jeweilige strenge Systematik mit einer subjektiven Auslegung kombinieren. Die Musiker müssen zur individuellen Interpretation eines Stückes finden, der Arzt zu seiner Form der Beziehung zum Patienten. Und schließlich benötigen im Rahmen der beruflichen Anforderungen beide ein hohes Maß an Disziplin, Einfühlsamkeit und Handfertigkeit, müssen die Kunst der Improvisation beherrschen und gut kommunizieren können.

**Musikalische Betätigung führt zuverlässig zu Entspannung und innerer Harmonie.**

Ich sehe noch eine weitere Parallele: Der moderne Chefarzt gleicht dem Dirigenten, der sein Orchester führt – als selbstbewusster Player eines großen Teams. Jeder Einzelne des Teams muss exzellent sein, der Erfolg entsteht aber erst durch die hervorragende Abstimmung dieser Einzelleistungen.

Worin die Seelenverwandtschaft zwischen Medizin und Musik konkret gründet, ist noch nicht vollständig enträtselt. Doch jenseits der Ursachenforschung ist es einfach nur faszinierend, dass diese Liaison zwischen sachlicher Wissenschaft und schönen Künsten im Arztberuf verwirklicht werden kann. Übrigens spezialisieren sich mittlerweile auch immer mehr Ärzte auf die Behandlung von Musikern. Denn für diese Berufsgruppe gehört der Schmerz förmlich zur Arbeitsplatzbeschreibung. Bis zu 30 Stunden pro Woche verharren sie in angespannter Körperhaltung auf unbequemen Stühlen im engen Orchestergraben, müssen Lärmpegel von bis zu

120 Dezibel aushalten und trotzdem geistige und körperliche Spitzenleistungen vollbringen. Dazu kommen der Stress durch Lampenfieber, hoher Konkurrenzdruck und Versagensängste. Nahezu jeder achte Berufsmusiker beendet sein Berufsleben aus gesundheitlichen Gründen, über 80 Prozent klagen über körperliche Beschwerden, und kaum weniger haben mindestens ein ernsthaftes Gesundheitsproblem. Mit dem wachsenden Bewusstsein für die gesundheitlichen Risiken des Musikerberufs steigt auch die Nachfrage nach medizinischen Spezialisten. Die noch relativ junge Disziplin der Musikermedizin kann Ärzten reizvolle Perspektiven eröffnen – selbst dann, wenn sie nicht mit brillantem musikalischem Talent aufwarten können.

# 43 ... weil Ärzte täglich abheben können

**Mit 250 Stundenkilometern zum Einsatzort düsen? Für den Notarzt im Rettungshubschrauber kein Problem.**

Ihn schickt der Himmel. Dr. Ingo Hüttner seilt sich an einem 50 Meter langen Tau vom Helikopter in die Tiefe ab, beladen mit Notfallrucksack, Defibrillator und Vakuummatratze. In der engen Gebirgsschlucht im Schweizer Wallis liegt ein verletzter Raftingfahrer. Über Funk gibt Hüttner dem Hubschrauberpiloten Kommandos und zählt die Höhenmeter herunter: 10, 5, 3, 2, 1. Direkt neben dem reißenden Gebirgsbach bekommt der Notarzt Boden unter die Füße und kümmert sich sofort um das Unfallopfer. Der junge Mann hat sich den Unterschenkel gebrochen, nach der Erstversorgung wird er im Bergesack aus der Schlucht geflogen, waagerecht angeschnallt vor Hüttners Bauch.

Eigentlich ist der Arzt Geschäftsführer einer Stuttgarter Herzklinik, aber mehrmals im Jahr arbeitet er in seiner Freizeit für die Luftrettung der Air Zermatt. »Das ist Adrenalin bis in die Haarspitzen«, sagt der Anästhesist und Notfallmediziner. »Jeder Handgriff muss stimmen. Man muss immer schnell entscheiden, was zu tun ist, und trotz Routine bringt jeder Einsatz neue Herausforderungen.«

Plötzliche Wetterstürze, steiles Gelände, schwierig zu erreichende Unfallopfer – Luftrettung im Gebirge ist anspruchsvoll und anstrengend. Dabei retten die fliegenden Notfallteams nicht nur verunglückte Sportler und Touristen, sondern auch Erkrankte oder Verletzte, die in abgelegenen Bergregionen leben. Mit dem Rettungswagen auf der Straße wären viele Einsätze gar nicht möglich oder würden viel zu lange dauern. Per Helikopter sind die Patienten rasch erreicht und können auf kürzestem Weg in die nächste geeignete Klinik gebracht werden. Je schneller die Notfallversorgung, desto eher sind bleibende Schäden beim Patienten zu vermeiden, deshalb lohnt sich die teure Helikopter-Bergung auch unter rein wirtschaftlichen Gesichtspunkten.

**Plötzliche Wetterstürze, steiles Gelände, schwierig zu erreichende Unfallopfer – Luftrettung im Gebirge ist anspruchsvoll und anstrengend.**

Auch im Flachland ist der Hubschrauber häufig die schnellste Möglichkeit, um Notärzte an ihre Einsatzorte zu bringen und Patienten schonend zu transportieren. Im Schnitt fliegen moderne Rettungshubschrauber 250 Kilometer pro Stunde, pro Jahr schwärmen sie hierzulande 85 000-mal zu Notfalleinsätzen aus. Und dank eines Netzwerks von 80 Flugrettungszentren kann die Notfallversorgung aus der Luft überall in Deutschland garantiert werden. Inzwischen gibt es sogar 16 sogenannte Intensivtransport-Hubschrauber, die mit speziellen Geräten und Medikamenten zur Versorgung von Intensivpatienten ausgestattet sind.

In einer solchen fliegenden Intensivstation hat Ingo Hüttner seine Laufbahn bei der Luftrettung vor 15 Jahren begonnen und dabei Medizin in ihrer dramatischsten Dimension kennengelernt: »Wir haben schwerstkranke Patienten vom Kreiskrankenhaus in die Universitätsklinik gebracht, polytraumatische Motorradunfallopfer an Bord versorgt und Verletzte nach einem Großbrand auf mehrere Intensivstationen verteilt. Da gab es schon viele kritische Situationen.«

Intensivmedizin in der Luft braucht sorgfältige Vorbereitung, und das, obwohl fast immer Eile geboten ist. Der Notarzt muss den Patienten noch am Boden so weit stabilisieren, dass er überhaupt transportfähig ist. Er hat sich gut zu überlegen, wie lange die Narkose im Hubschrauber dauern muss und wie viele Medikamente während des Flugs benötigt werden. Vorausschauendes Handeln ist auch deshalb unverzichtbar, weil der Notarzt und sein Rettungsassistent in der fliegenden Intensivstation völlig auf sich allein gestellt sind. In schwierigen Situationen kann der hochqualifizierte Intensivmediziner weder Kollegen einbinden noch Fachinformationen auf die Schnelle aus dem Internet abrufen. Und während der Pilot einen Funkspruch absetzt oder empfängt, haben Notarzt und Rettungsassistent zu schweigen. »Wenn man einen instabilen Patienten vor sich hat, ist das manchmal gar nicht so einfach«, sagt Hüttner.

Durchschnittlich 1000 Einsätze fliegen Intensiv-Rettungshubschrauber pro Jahr, und nicht immer geht es bei den Einsätzen um den Transport von Verletzten oder Schwerstkranken. Auch Spenderorgane werden per Eiltransport zum Empfänger gebracht, und mitunter befördert der Heli auch Blutkonserven oder ganze Operationsteams. Im Gegensatz zu normalen Rettungshubschraubern, die nur bis zum Einbruch der Dunkelheit fliegen, ist die Intensivmedizin in der Luft an vielen Standorten rund um die Uhr verfügbar. Bis zu 4500 Euro kosten solche Einsätze, doch unterm Strich ist das Geld bestens investiert, denn 85 Prozent der Menschen, die jährlich lebensbedrohliche Verletzungen erleiden, können gerettet werden – eine Erfolgsquote, von der die Medizin vor wenigen Jahrzehnten nur träumen konnte.

Der Hubschrauber ist übrigens nicht nur eines der schnellsten, sondern auch eines der sichersten Verkehrsmittel. »Allerdings fordert der Helikopter im Vergleich zum Rettungswagen auch am

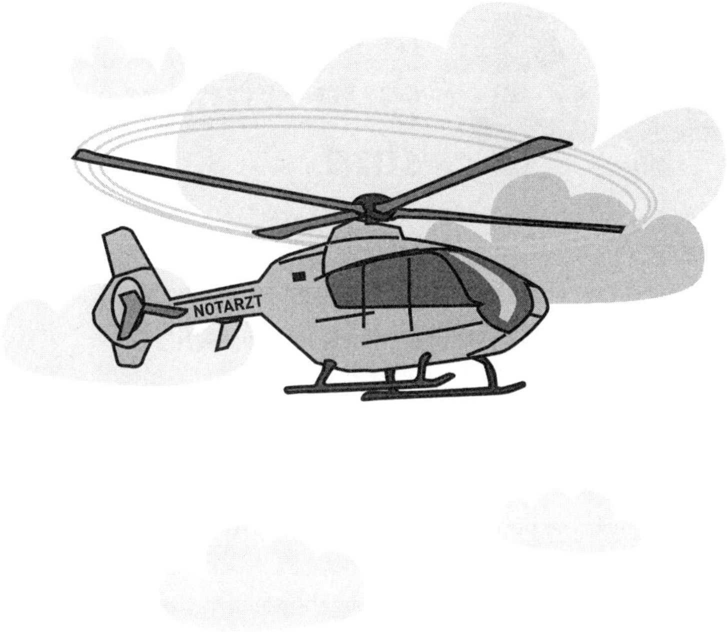


Boden einige Aufmerksamkeit vom Rettungsteam«, erklärt Ingo Hüttner. »Selbst in der größten Hektik darf man dem Heckrotor nicht zu nahe kommen, und wenn der Hubschrauber an Böschungen steht, auch dem Hauptrotor nicht. Für solche brenzligen Situationen werden wir aber regelmäßig geschult.«

Das Abheben ist für den Flugretter aus Leidenschaft auch deshalb so reizvoll, weil er sich bei jedem Anflug auf Unerwartetes einstellen muss. Bei einem Unfalleinsatz etwa war ein Gabelstapler über eine steile Böschung abgestürzt. Das Rettungsteam machte sich auf das Allerschlimmste gefasst und fand den Fahrer unter dem tonnenschweren Gerät eingeklemmt – aber unverletzt. Ihm hatte der Himmel wohl doppelt geholfen.

# 44 ... weil Ärzte gute Erfinder sind

**Die meisten Patentanmeldungen in Europa kommen aus dem medizinischen Bereich. Viele dieser Erfindungen stammen aus dem ärztlichen Alltag.**

**Medizinische Erfindungen tragen wesentlich dazu bei, dass Patienten die bestmögliche medizinische Versorgung erhalten.**

Die Blutabnahme bei Frühgeborenen ist ein komplizierter und riskanter Eingriff, das weiß Frank Jochum, Chefarzt einer Berliner Kinderklinik und Spezialist für Neugeborenenmedizin, aus eigener Erfahrung: »Kinder mit einem Körpergewicht von 500 Gramm haben weniger als 35 Milliliter Blut im Körper, da kommt es auf jeden einzelnen Tropfen an.« Doch weil spezielle Nadeln für die Blutabnahme bei Frühgeborenen bislang nicht verfügbar waren, mussten Ärzte und Schwestern normal große Kanülen eigenhändig verkürzen und die wenigen Bluttropfen in einem Laborröhrchen auffangen. Mit dieser »Notlösung« wollte sich Jochum nicht länger abfinden und erfand 2003 die »Neo-Nadel« – eine besonders kleine und dünne Kanüle, mit der die Blutabnahme bei Frühchen sicherer, schonender und exakter wird. Dank Jochums Erfindung geht nun kein Tropfen des kostbaren Blutes mehr verloren, außerdem verkürzt die Neo-Nadel die Prozedur, die für die hochempfindlichen winzigen Patienten nun weniger schmerzhaft ist. Nach der Patentanmeldung erhielt Jochum für das weltweit erste Produkt dieser Art zahlreiche Auszeichnungen.

Medizinische Erfindungen wie die Neo-Nadel sind nicht nur nützlich, sie tragen wesentlich dazu bei, dass Patienten die bestmögliche medizinische Versorgung erhalten. Nicht selten sind Erfindungen von Ärzten sogar lebensrettend. Dem holländischen Arzt Willem Johan Kolff hat die Menschheit gleich mehrere Erfindungen zu verdanken, die bis heute das Überleben von Millionen Patienten ermöglichen. Als Assistenzarzt in Groningen erlebt Kolff den qualvollen Tod eines jungen Mannes mit Nierenversagen. Der Gedanke, etwas zu erfinden, das Nierenkranke vor dem vorzeitigen Tod bewahrt, lässt ihn nicht mehr los. Kolff experimentiert mit Zellophan und entdeckt, dass das damals neuartige Material bestens geeignet ist, um Harnstoff aus dem Blut zu filtern. Der Durchbruch kommt 1945. Mit der von ihm konzipierten ersten künstlichen Niere kann erstmals eine Patientin mit Nierenversagen dauerhaft gerettet werden. Fünf Jahre später geht Kolff nach Amerika und baut die erste Herz-Lungen-Maschine, mit der lebensrettende Eingriffe am Herzen später Routine wurden. Außerdem entwickelte er die ersten brauchbaren Kunstherzen mit. Sie helfen bis heute Schwerstkranken, die Zeit bis zur Transplantation eines Spenderherzens zu überbrücken.

Das Herz, genauer die Herzkranzgefäße, weckten auch den Erfindergeist von Andreas Grüntzig. 1977 führt er die erste Ballondilatation durch. Bei dem Eingriff wird ein dünner Katheter bis zu den verengten Herzkranzgefäßen vorgeschoben und ein Ballon aufgeblasen, der die Gefäße aufdehnt. Die Erfindung hat als schonender und wirksamer Eingriff bei koronaren Herzkrankheiten rasch Eingang in die medizinische Praxis gefunden, und sie rettet als Notfallbehandlung beim Herzinfarkt täglich Leben. Kombiniert wird die Ballondilatation oft mit dem Einlegen eines Stents – einer Gefäßstütze, die das Blutgefäß dauerhaft offen hält. Auch dieses für die moderne Herzmedizin unverzichtbare Implantat ist die Erfindung eines Arztes. Der Schotte Charles Dotter prägte 1964 erstmals den Begriff Stent. Seine Methode, verschlossene Venen mit Hilfe von Kathetern wieder zu weiten, wurde bei Ärzten als »dottern« bekannt.

In der Medizin ist es übrigens gang und gäbe, dass innovative Methoden oder Geräte den Namen ihres Erfinders tragen. Die Billrothresektion etwa, die jedem Arzt ein Begriff ist, geht auf den deutsch-österreichischen Arzt Theodor Billroth zurück, der 1881 ein Verfahren vorstellte, mit dem die Teilentfernung des Magens bei Krebspatienten möglich wurde. Ebenso bekannt ist der Küntscher-Nagel – eine Innenschiene, die zur Heilung von Knochenbrüchen direkt in die Röhrenknochen eingebracht wird. Und noch heute bekommen Patienten mit Gleichgewichtsstörungen eine Frenzel-Brille aufgesetzt, mit der ein Nystagmus – ein unkontrolliertes Augenzittern – erkannt werden kann. Entwickelt wurde das Diagnosegerät vom Göttinger Arzt Hermann Frenzel.

Die Erfindungslust in der Medizin ist bis heute ungebrochen. Nach Angaben des Europäischen Patentamts in München führt die Medizintechnik die Liste aller angemeldeten Erfindungen an. Mehr als 10 Prozent aller Patentanmeldungen entfallen auf medizinische Erfindungen, erst dann folgen Patente auf elektronische Nachrichtentechnik und Elektronik. Ärztliche Erfindungen sind im Krankenhaus und in der Praxis allgegenwärtig, und auch in jeder Hausapotheke findet sich mindestens ein Erste-Hilfe-Mittel, das auf die Idee eines Mediziners zurückgeht: Der Hamburger Arzt Oscar Troplowitz entwickelte 1901 ein Heftpflaster, das später unter dem Namen Hansaplast weltberühmt wurde. Ebenso populär sind die beiden Erfindungen des amerikanischen Arztes John

# Hansaplast

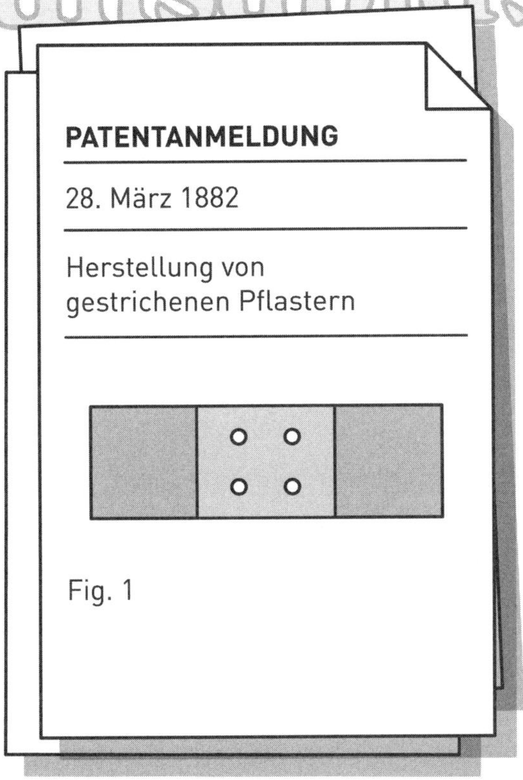


Harvey Kellogg. Der Spezialist für Magen-Darm-Erkrankungen gilt als Miterfinder der Cornflakes und Erfinder der Erdnussbutter. Dabei ging es ihm weder um Knusperspaß noch um den Aufbau eines Weltkonzerns, sondern um das gesündere Essverhalten der Bevölkerung. Kellogg würde sich wohl im Grab umdrehen, wenn er wüsste, welche Zucker- und Fettbomben heute seinen Namen tragen.

# 45 ... weil Ärzte auch als Manager für gute Medizin einstehen

**Management kommt vom lateinischen *manus agere* und heißt: an der Hand führen. Das sollte jeder gute Arzt können.**

In Medizinerkreisen geht die Mär, dass Anästhesisten und Kinderärzte besonders häufig ins Management gehen. Nicht weil es dort besonders einschläfernd oder infantil zugeht. Sondern weil die Vertreter dieser ärztlichen Fachrichtungen Kompetenzen mitbringen, die Manager brauchen: Narkoseärzte arbeiten extrem strukturiert und prozessorientiert, und Kinderärzte sind wahre Kommunikationskünstler. Mit harten Zahlen lässt sich diese These zwar nicht untermauern, aber fest steht, dass Ärzte heute häufiger den weißen Kittel an den Nagel hängen und in eine Managementposition wechseln.

Andreas Tecklenburg, Vizepräsident der Medizinischen Hochschule Hannover und Vorstand für die Krankenversorgung, hat schon vor 16 Jahren die Seiten gewechselt. Der Facharzt für Anästhesiologie und Klinikmanager war Geschäftsführer in verschiedenen Kliniken und kennt das Unternehmen Krankenhaus in all seinen Facetten: »Ich habe schon als Assistenzarzt gerne organisiert, damit die Arbeit besser und reibungsloser abläuft. Reizvoll an der Managementaufgabe ist vor allem, dass ich aus übergeordneter Sicht Veränderungen herbeiführen kann. Ich denke eben gerne mal quer und will etwas bewegen.«

Wer sich zur Doppelrolle als Arzt und Manager berufen fühlt und eine betriebswirtschaftliche Zusatzausbildung vorweisen kann, hat im gesamten Gesundheitswesen sehr gute Chancen – ob in der Pharmaindustrie, bei den Krankenkassen oder im Krankenhaus. Kein Klinikträger kann es sich heute noch leisten, ökonomisches Denken ausschließlich in die Verantwortung von Betriebswirten zu legen. Das Wirtschaftsunternehmen Krankenhaus ist längst so komplex, dass es nur noch mit ökonomischem *und* medizinischem Sachverstand erfolgreich zu führen ist. Klinikmanager erwartet die anspruchsvolle und spannende Aufgabe, ökonomische und medizinische Belange sorgfältig auszubalancieren: Wie können die Prozesse und Abläufe des Klinikalltags so gestaltet werden, dass sie hocheffizient sind und gleichzeitig die bestmögliche Versorgung des Patienten ermöglichen? Wie kann es gelingen, die Qualität der gesamten klinischen Leistungen kontinuierlich zu verbessern und trotzdem die Budgets einzuhalten? Mit welchen Spezialisierungen und Strukturen lässt sich das eigene Haus im schärfer werdenden Wettbewerb der Krankenhäuser am erfolgreichsten positionieren? Wie können die besten Mitarbeiter für das Krankenhaus gewonnen und gehalten werden? Auf welche Risiken müssen wir uns vorbereiten, um sie in Chancen zu verwandeln? Als ärztlicher Manager hat man es heute mit ähnlichen Fragestellungen zu tun wie in Industrieunternehmen. Und ebenso wie in der Wirtschaftswelt geht es im Gesundheitswesen inzwischen weniger um Verwaltungsfragen als vielmehr um das Management von Veränderungsprozessen.

**Klinikmanager erwartet die anspruchsvolle und spannende Aufgabe, ökonomische und medizinische Belange sorgfältig auszubalancieren.**

Der »Managing Doctor« ist ein Agent des Wandels, der die verborgenen Schätze in den Strukturen und Abläufen des Krankenhausbetriebs aufspürt und hebt. »Für diese Aufgabe eignen sich Mediziner besonders gut, denn sie kennen sich in diesem hochkomplexen Gefüge bestens aus und können innovative Entwicklungen in der Medizin und im Gesundheitssystem besser einschätzen als Betriebswirte«, erklärt Tecklenburg. Außerdem können Ärzte im Gegensatz zu Ökonomen mit den Kollegen auf Augenhöhe verhandeln, sie sprechen die gleiche Sprache und kennen ihre Probleme aus eigener Erfahrung. Zudem sind Ärzte anders als Ökonomen dafür ausgebildet, primär zum Nutzen des Patienten zu handeln.

Als Manager werden sie den medizinischen Erfolg deshalb ebenso im Auge behalten wie die organisatorische und wirtschaftliche Leistungsfähigkeit. Die Frage, wie hoch der medizinische Nutzen pro eingesetztem Euro ist, können sie sicher besser beantworten als Manager mit betriebswirtschaftlicher Ausbildung. Ärztliche Manager können maßgeblich dazu beitragen, dass sich der Patient als Patient und auch als Kunde rundum gut versorgt und behandelt fühlt und über seinen Klinikaufenthalt nur Gutes zu berichten hat. Die größte Herausforderung dabei: Im Gegensatz zur freien Wirtschaft müssen Klinikmanager mit limitierten Budgets arbeiten und können die Preise für medizinische Leistungen nicht selbst gestalten. »In dieser Situation ist es nicht einfach, Innovationen, die von den Patienten gefordert werden – etwa ein neues Operationsverfahren –, in das Unternehmen Krankenhaus zu bringen«, meint Tecklenburg. »Doch es macht auch Spaß, solche schwierigen Konstellationen zum Erfolg zu führen.«

# 46 ... weil Ärzte den Äskulapstab auch auf der Schulterklappe tragen können

## Die etwas andere Art, Arzt zu werden: Medizinstudium bei der Bundeswehr plus militärische Ausbildung als Offizier

Arzt werden geht auch ohne Einserabitur und lange Wartezeiten. Wer bei der Bundeswehr studieren will, durchläuft ein Auswahlverfahren für Sanitätsoffiziersanwärter und kann bei besonders gutem Abschneiden auch ohne Spitzenabitur einen Studienplatz ergattern. Der Wermutstropfen: Man muss sich vor dem Studium dazu verpflichten, mindestens 17 Jahre für die Bundeswehr zu arbeiten. Dafür brauchen sich künftige Sanitätsoffiziere über die Finanzierung ihres Studiums keine Gedanken machen – sie bekommen von Anfang an rund 1600 Euro Monatsgehalt.

Die Ausbildung zum Mediziner bei der Bundeswehr beginnt mit dem Wehrdienst beim Heer, bei der Luftwaffe oder bei der Marine. Dort bekommen die künftigen Medizinstudenten ihre militärische Grundausbildung, durchlaufen Offizierslehrgänge und diverse Praktika. Das dekorative Erkennungsmerkmal der Sanitätsoffiziersanwärter ist der Äskulapstab auf dem Dienstgradabzeichen und der silberne oder goldene Anstecker am Hemdkragen.

Nach bestandener Prüfung beginnt das Medizinstudium, das aber nicht etwa an den beiden Bundeswehruniversitäten in München und Hamburg stattfindet, sondern an einer ganz normalen Hochschule. Dafür stellen die Bundesländer pro Semester ein bestimmtes Kontingent an Studienplätzen zur Verfügung. Der Studienort wird durch ein Auswahlverfahren festgelegt, bei dem die Wünsche der Studenten so weit wie möglich berücksichtigt werden.

**Ärzte bei der Bundeswehr müssen sehr flexibel, belastbar und risikobereit sein.**

Während des Studiums unterscheiden sich die Sanitätsoffiziersanwärter kaum von den anderen Studenten. Sie tragen keine Uniform und brauchen nur selten zum militärischen Dienst antreten. Allerdings ist Sportlichkeit Pflicht – Bundeswehrstudenten müssen ihr Studium innerhalb der Regelstudienzeit absolvieren und zum Abschluss das Deutsche Sportabzeichen vorweisen. Nach dem Erhalt der Approbation wartet die Beförderung zum Stabsarzt, anschließend folgen ein dreimonatiges militärisches Führungstraining und die Facharztweiterbildung in einem der fünf Bundeswehrkrankenhäuser. Diese Krankenhäuser werden zwar vom Sanitätsdienst der Bundeswehr betrieben, sie nehmen aber auch zivile Patienten auf. Das Berliner Bundeswehrkrankenhaus versorgt neben Soldaten und Zivilisten als »Regierungskrankenhaus« übrigens auch die obersten Bundesbehörden. Im Krankheitsfall ist diese Klinik erste Anlaufstation für die Kanzlerin oder den Bundespräsidenten.

Ärzte bei der Bundeswehr können mit spannenden Aufgaben rechnen. Sie müssen aber auch sehr flexibel, belastbar und risikobereit sein, denn nach dem Studium folgen fast immer mehrmonatige Auslandseinsätze, zum Beispiel in Afghanistan. Dort arbeiten die Stabsärzte in Feldlazaretten oder als Notärzte im Sanitätswagen, der jede Patrouille begleitet. Die Einsätze im Ausland sind

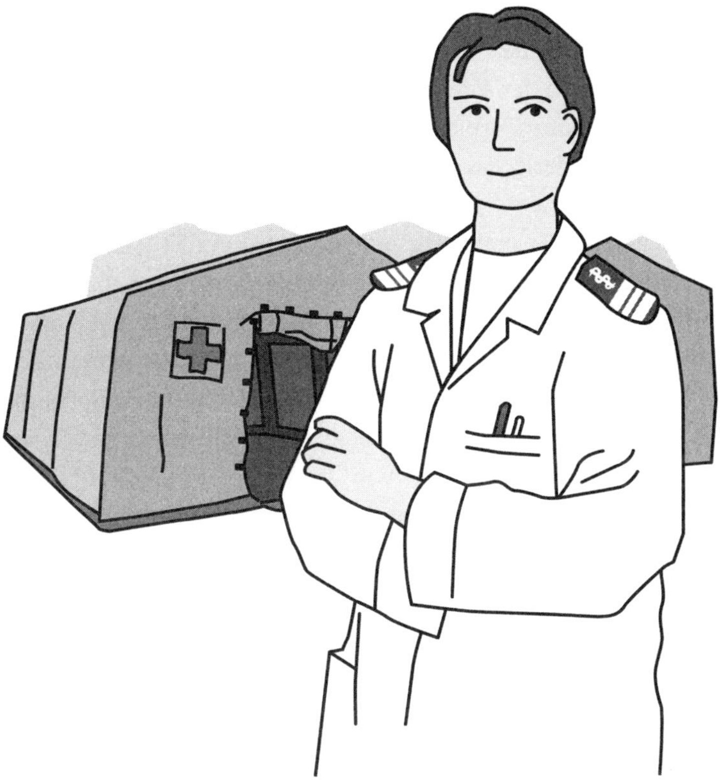

nicht nur riskant, sondern auch besonders anspruchsvoll. In den Krisenregionen müssen die Stabsärzte lebensbedrohliche Schuss- und Brandverletzungen behandeln, die ansonsten nur selten vorkommen. Zudem sind sie generell zu einer ärztlichen Versorgung verpflichtet, die den Standards in Deutschland entspricht – egal ob ein Lazarett in Berlin oder Mazar-i-Sharif steht. Deshalb ist die medizinische Infrastruktur auch im Ausland top – vom Hightech-Containerlazarett zu Land über Schiffslazarette mit neuester

Medizintechnik bis hin zu Flugzeugen mit eingebauten Intensivstationen. Neben der medizinischen Versorgung der Truppe leisten Stabsärzte in den Krisengebieten oft auch humanitäre Hilfe. In Afghanistan zum Beispiel unterstützen sie einheimische Ärzte in zivilen Hospitälern und behandeln verletzte oder kranke Zivilisten im Feldlazarett.

Medizin im Ausnahmezustand gehört zum Alltag der Bundeswehrärzte. Und auch am heimischen Standort erwartet die Sanitätsoffiziere ein Aufgabenfeld, das über die Anforderungen an die Kollegen in Zivil hinausgeht. So ist der Truppenarzt in den mehr als 200 regionalen Sanitätseinrichtungen nicht nur »Hausarzt« für die Soldaten des jeweiligen Truppenstandorts, sondern auch Kommandeur des Sanitätsdienstes vor Ort. In dieser Funktion führt er die ihm unterstellten Soldaten, beaufsichtigt die Ausbildung und kümmert sich um organisatorische Aufgaben. Für die Doppelrolle als Arzt und Soldat sollte man sich deshalb schon berufen fühlen, wer sie nur wegen der Umgehung des Numerus clausus und der Bezahlung anstrebt, wird in diesem Beruf nicht glücklich werden.

Derzeit stehen 2400 Ärzte im Dienst der Bundeswehr, der Frauenanteil unter den Stabsärzten beträgt erstaunliche 59 Prozent. Übrigens können sich auch zivile Mediziner für einen Arbeitsplatz bei der Bundeswehr bewerben. Dort sucht man aktuell ebenso händeringend gute Nachwuchsärzte wie im zivilen Krankenhausbereich. Bleibt noch anzumerken, dass Ärzte, die gleichzeitig Soldaten sind, in Krisensituationen wohl heilen, aber nicht schießen müssen. Wer im Sanitätsdienst der Bundeswehr arbeitet, so ein aktuelles Urteil des Bundesverwaltungsgerichts, hat das Recht, den Dienst an der Waffe aus Gewissensgründen zu verweigern.

# 47 … weil Ärzte Vorbilder für Arztserien sind

**Dr. House, Dr. Grey, Dr. Brinkmann, Dr. Brock – auf der Mattscheibe herrscht kein Ärztemangel. Mitunter sind Arztserien sogar besser als ihr Ruf.**

Eigentlich wollte Klausjürgen Wussow Arzt werden. Stattdessen startete er eine Schauspielkarriere und lebte seine medizinischen Ambitionen als »Doktor Brinkmann« in der *Schwarzwaldklinik* aus. Vor 30 Jahren erreichte die Weißkittel-Schmonzette Traumquoten von mehr als 60 Prozent, das entspricht umgerechnet 25 Millionen Zuschauern pro Folge. Dafür erhielt die erfolgreichste deutsche Krankenhausserie aller Zeiten einen Eintrag ins *Guinness-Buch der Rekorde*. Der TV-Straßenfeger wurde in mehr als 40 Ländern ausgestrahlt und lockt bis heute Brinkmann-Fans in das echte Sanatorium im Glottertal, das der Serie als Kulisse diente. *Die Schwarzwaldklinik* gilt als Urmutter aller deutschen Arztserien, fast 30 solcher Formate wurden seitdem ins deutsche Fernsehen gebracht.

Auch wenn Mediziner die weichgespülten TV-Abziehbilder des ärztlichen Reallebens nur belächeln können, die Begeisterung des Fernsehpublikums für Arztserien ist ungebrochen. Wenn smarte, einfühlsame Ärzte um das Leben ihrer Patienten ringen, fiebert ein Millionenpublikum mit und ist am Ende ebenso erleichtert wie die tapferen TV-Doktoren, wenn die Patienten schließlich von Krank-

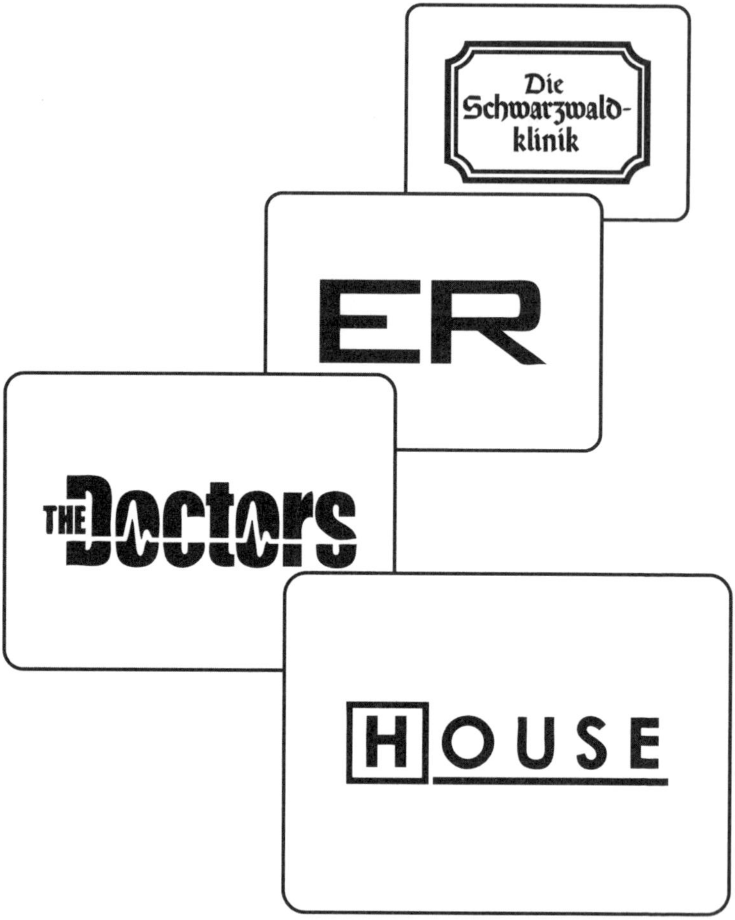


heit und Schmerz befreit sind – auch wenn die Lage zuvor noch so aussichtslos erschien. Faszinierend ist für Nichtmediziner auch der Blick hinter die Kulissen des Medizinbetriebs mit all seinen Intrigen, Affären und Tragödien, der zeigt, dass es eben auch bei den Halbgöttern in Weiß kräftig menschelt.

Mit grau melierten Schwesternverstehern à la Doktor Brinkmann oder schmalztriefenden Heile-Welt-Geschichten wie *Für alle Fälle Stefanie* lassen sich jedoch inzwischen kaum noch Zuschauer vor den Bildschirm locken. Vor allem das jüngere Publikum verlangt Charaktere mit Ecken und Kanten – ebenso wie glaubwürdige medizinische Inhalte. Trendsetter für diese Entwicklung war die US-Serie *Emergency Room*, die seit den 1990er Jahren mit großem Erfolg auch in Deutschland ausgestrahlt wurde. Die Idee zur Serie hatte der berühmte Arzt und Buchautor Michael Crichton – er bestand darauf, dass jeder Dialog und noch der kleinste Handgriff medizinisch exakt recherchiert wurden. Der Realität entsprechend durften die Ärzte der Serie auch Fehler machen und an die Grenzen ihrer Heilkunst stoßen. Die Serie zeigte sich außergewöhnlich sozialkritisch, glaubwürdig und innovativ, doch auch ihre Protagonisten schürten den ärztlichen Heldenmythos.

**Die Begeisterung des Fernsehpublikums für Arztserien ist ungebrochen.**

Damit haben Arztserien wie *Dr. House* oder *Scrubs* längst gebrochen. Die Nachwuchsärzte in der Comedy-Serie *Scrubs* kommen als durchgeknallte und völlig hilflose Chaoten daher, und der griesgrämige Dr. Gregory House ist zwar ein genialer Diagnostiker, aber für seine Patienten hat er nicht das geringste Mitgefühl. Trotzdem schafft es der tablettenabhängige Zyniker in jeder Folge, auch noch der exotischsten und geheimnisvollsten Krankheitsursache auf die Spur zu kommen. Für solche Arztserien sind exakte medizinische Recherchen heutzutage Pflicht, denn viel zu leicht lässt sich die Stichhaltigkeit der dargestellten Zusammenhänge im Internet überprüfen, als dass man sich hier noch grobe Schnitzer erlauben könnte. Der Marburger Kardiologe Jürgen Schäfer ist von seiner Lieblingssendung medizinisch sogar so überzeugt, dass er sie zum Lehrgegenstand gemacht hat. In seinem Seminar »Dr. House oder

Hätten wir den Patienten auch in Marburg geheilt?« lernen Studenten anhand der Fälle des Fernsehdoktors, wie sie trotz verwirrender Befunde am Ende doch noch zur richtigen Diagnose kommen.

Die fachliche Qualität der Arztserien ist vor allem dem Mitwirken von ärztlichen Beratern am Drehbuch und am Set zu verdanken. Die Münchner Agentur The Dox ist ein Netzwerk von rund 170 hauptberuflich tätigen Ärzten, die nebenbei Film- und Fernsehproduktionen fachkompetent unterstützen. Der ärztliche Spezialservice klopft die dargestellten Krankengeschichten auf Fehler ab, sorgt für die richtigen Utensilien am Drehort und erklärt den Schauspielern die professionelle Handhabung des medizinischen Handwerkszeugs. Die Berliner Firma Flatliner bietet für Dreharbeiten sogar ein komplett eingerichtetes Krankenhaus an. Die Idee dazu hatte Jörg Meier schon als Medizin- und Psychologiestudent. Inzwischen residiert sein Unternehmen im Zehlendorfer Oskar-Helene-Heim, und Meier hat die ehemalige Orthopädieklinik in ein Mekka für Filmschaffende verwandelt. Sie finden dort neben fachlicher Beratung eine Vielzahl kameragerecht ausgestatteter Medizinkulissen: die Arztpraxis mit Wartezimmer, den OP-Saal, die Intensivstation und Rettungswagen sowie die Pathologie. Sogar Jodie Foster war schon zu Gast in der medizinischen Scheinwelt und hat für den Thriller *Flightplan* eine Filmleiche identifiziert – mit ärztlicher Unterstützung, versteht sich.

# 48 … weil Ärzte bei Heiligsprechungen ein Wörtchen mitzureden haben

**Heilungswunder oder profane Medizin? Über diese Frage beraten die Mitglieder der päpstlichen Ärztekommission.**

Im Jahr 2000 brachte eine Frau in Brasilien eine Tochter gesund zur Welt, obwohl sie mutmaßlich schon in den ersten Monaten der Schwangerschaft das Fruchtwasser verloren hatte und das Kind nach medizinischem Ermessen eigentlich keine Überlebenschance gehabt hätte. Ihre Gebete sollen geholfen haben. Sie rief darin die Hilfe von Gianna Baretta Molla an, einer italienischen Kinderärztin, die ihr eigenes Leben für das ihres Kindes gegeben hat und dafür von vielen gläubigen Katholiken verehrt wird.

Handelt es sich bei diesem mysteriösen Ereignis um ein wahres Wunder? Steckt hinter der Rettung des Kindes womöglich doch eine ärztliche Behandlung? Oder ist es aus ärztlicher Sicht nicht ganz unmöglich, dass solche Schwangerschaften zu gesunden Kindern führen? Diese Fragen standen auf der Agenda der päpstlichen Arztkommission, als Molla für ihre Wundertaten heiliggesprochen werden sollte. Nach sorgfältiger Prüfung von Zeugenaussagen und Berichten, intensiven medizinischen Recherchen und ausführlichen wissenschaftlichen Diskussionen kamen die fünf Fachärzte und der Gutachter zu dem Schluss, dass es keinerlei medizinische Erklärung für den Vorfall gibt. Im September 2004 wurde Gianna Baretta Molla vom Papst in Rom zur Heiligen erklärt.

**Wunder gibt es immer wieder. Ob sie mit Gottes oder medizinischer Hilfe geschahen, entscheidet eine päpstliche Ärztekommission.**

Die Heiligsprechung ist eine langwierige Prozedur, bei der die Kirche weder Kosten noch Mühen scheut, um den Wahrheitsgehalt vermeintlicher Wunder mit großer Akribie zu prüfen. Dabei trennt die zuständige Kongregation für die Selig- und Heiligsprechung im Vatikan seit 1948 strikt die geistliche von der weltlichen Beurteilung. Den Theologen obliegt es zu prüfen, ob der Heiligenkandidat im christlichen Sinn stets tugendhaft gelebt hat. Die Prüfung des Mysteriums unter medizinischen Aspekten ist Aufgabe der Ärzte. Sie müssen klären, ob eine Heilung schnell, dauerhaft und vollständig erfolgt ist und ob sie nach derzeitigem Stand der Wissenschaft tatsächlich unerklärlich ist. Das Urteil der Ärztekommission ist rein wissenschaftlich, deshalb gehören dem Gremium keineswegs nur katholische, sondern auch Ärzte anderer Religionen an und sogar Atheisten. Je nach klinischem Fall wechseln die Spezialisten, auch externe Gutachter können hinzugezogen werden. Die abschließenden medizinischen und theologischen Urteile werden von der Kongregation der Bischöfe und Kardinäle diskutiert – erst auf der Basis ihrer Einschätzung des Wunders entscheidet der Papst über die Heiligsprechung.

Der Weg in den erlauchten Kreis der Heiligen ist ziemlich lang und steinig. Wer nicht mindestens fünf Jahre lang tot ist, kann weder selig- noch heiliggesprochen werden. Für die Seligsprechung reicht es, ein echtes Wunder vollbracht zu haben, für die Heiligsprechung verlangt die Kirche mindestens zwei. Und weil Wunder aus dem medizinischen Bereich am besten zu beweisen oder zu

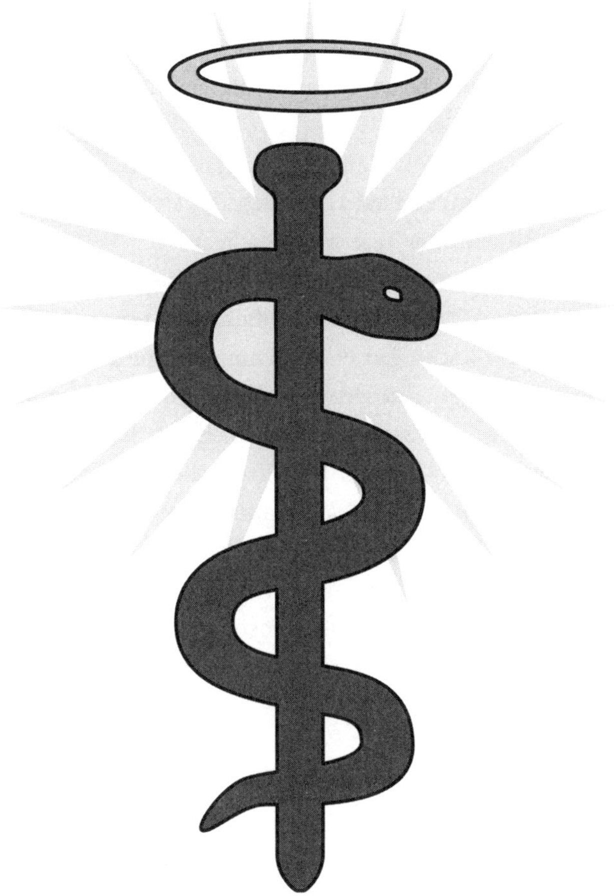

widerlegen sind, nimmt der Vatikan fast ausschließlich Heilungswunder zur Prüfung an.

Bei der Beurteilung der Wunderheilungen sind sich die medizinischen Fachleute nicht immer einig. Mutter Teresa etwa soll bewirkt haben, dass eine an Krebs erkrankte Inderin spontan und medizinisch völlig unerklärlich genesen ist. Die Kranke hatte ein

Medaillon mit dem Bild von Mutter Teresa auf ihrem Bauch getragen. Die päpstliche Ärztekommission, die den Fall im Auftrag des Vatikans begutachtete, erkannte die wundersame Heilung an. In Indien aber meldeten die Ärzte der Genesenen Zweifel an: Nach ihrer Ansicht wurde die Frau durch Medikamente geheilt. Der damalige Papst Johannes Paul II. folgte dem Urteil seiner Kommission und sprach Mutter Teresa 2003 selig.

Papst Johannes Paul II. hat während seiner 26-jährigen Amtszeit Heilige und Selige wie am Fließband ernannt. Insgesamt 482 Heiligsprechungen hat er vorgenommen und damit mehr als alle seine Vorgänger seit dem 16. Jahrhundert zusammen. Und auch mit seinen 1338 Seligsprechungen hat er historische Rekorde gebrochen. Kaum weniger aktiv in Sachen Heiligsprechung ist Papst Benedikt XVI. Seit seinem Amtsantritt im Jahr 2005 hat er 108 Selig- und 45 Heiligsprechungen vorgenommen – Ende 2012 soll die Benediktinerin und Heilkundige Hildegard von Bingen heiliggesprochen werden. Sieht ganz so aus, als ob den Medizinern der päpstlichen Ärztekommission die Arbeit so schnell nicht ausgehen wird.

# 49 ... weil Ärzte Menschen schöner machen

**Jeder möchte sich wohlfühlen in seiner Haut. Die Kunst der plastischen und ästhetischen Chirurgen kann hierbei große Dienste leisten.**

Jacques Joseph war eigentlich Orthopäde. Bis ihn die Mutter eines kleinen Jungen um einen unerhörten Eingriff bat: Ihr Sohn war wegen seiner großen abstehenden Ohren so sehr gehänselt worden, dass er sich weigerte, in die Schule zu gehen. Nun sollte Joseph ihm die Ohren korrigieren. Damals, anno 1896, waren solche Schönheitsoperationen tabu, nach gängiger Lehrmeinung sollte die Chirurgie heilen und nicht in Gottes Werk herumpfuschen. Doch der Arzt hatte Mitleid mit dem Jungen und operierte ihn heimlich nach einer selbst entwickelten Methode. Das kostete Joseph zwar seinen Job an der Charité, doch schon bald wurde er als Schönheitschirurg weltberühmt. Der »Nasen-Joseph«, wie ihn der Volksmund nannte, ersetzte Knochen und Knorpel durch Elfenbein und entwarf dafür eigene Operationsinstrumente. Besonders verdient machte sich der Begründer der modernen plastischen Chirurgie um die Wiederherstellung von entstellten Gesichtern. Viele Gesichtsverletzte des Ersten Weltkriegs operierte er so erfolgreich, dass er zum Professor für plastische Chirurgie an die Charité zurückberufen wurde. Bis heute arbeitet die plastische, rekonstruktive und ästhetische Chirurgie – so heißt der medizinische Fachbereich korrekt – mit den Lehrbüchern und Operationsinstrumenten ihres weltberühmten Gründervaters.

Beim Stichwort »Schönheitschirurgie« wird oft vergessen, dass diese faszinierende und zugleich umstrittene medizinische Disziplin ihre Wurzeln in der Behandlung von entstellten und verstümmelten Kriegsopfern hat. Viele Methoden, die ursprünglich für die Rekonstruktion von geschädigten oder zerstörten Körperpartien entwickelt wurden, fanden später Eingang in eher kosmetisch begründete Eingriffe. Mittlerweile ist das Interesse, den eigenen Körper operativ zu verschönern oder die Spuren des Alterns zu mildern, stark gestiegen. Auch deshalb, weil die Methoden der ästhetischen Chirurgie immer sicherer und erschwinglicher werden. Immer mehr Menschen lassen sich die Nase korrigieren, die Falten wegspritzen, die Brüste modellieren oder den Bauch straffen.

Nicht nur Frauen nehmen für ihre Schönheit operative Eingriffe in Kauf, auch Männer lassen sich immer häufiger die Augenlider korrigieren oder die Stirnfalten liften.

**Die einen lehnen medizinisch nicht notwendige Eingriffe zur Verschönerung als überspannten Körperkult ab.**

Das neue Schönheitsbewusstsein ist in der Öffentlichkeit umstritten. Die einen lehnen medizinisch nicht zwingend notwendige Eingriffe zur Verschönerung des Äußeren als überspannten Körperkult prinzipiell ab. Die anderen begrüßen solche optischen Korrekturen, weil sie sich nachweislich positiv auf das Selbstbewusstsein und die Lebensqualität auswirken. Dabei geht es weniger um den Wunsch nach Barbiepuppen-Kurven oder Schlauchboot-Lippen, sondern um äußere Makel, die psychologisch belastend sein können. In diesen Fällen haben korrigierende Operationen tatsächlich nichts mit übersteigerter Eitelkeit zu tun.

Entgegen der gängigen Meinung ist die Mehrzahl der jährlich knapp eine Million plastisch-chirurgischer Eingriffe auch nicht kosmetischer, sondern rekonstruktiver Natur. Unfallopfern, Brandverletzten oder Tumorpatienten wird es dank der modernen Wiederherstellungschirurgie ermöglicht, wieder ein annähernd normales Leben zu führen. Die Techniken der plastischen Chirurgen sind inzwischen so ausgefeilt, dass auch die schlimmsten Entstellungen deutlich gemildert werden können. Große Fortschritte hat vor allem die Mikrochirurgie gebracht, mit der es möglich ist, ganze Gewebeblöcke von einer Stelle des Körpers zu einer anderen zu verlagern. Dabei nähen spezialisierte Operateure unter dem Mikroskop mit hauchdünnen Nadeln und Fäden bis zu 0,4 Millimeter dünne Blutgefäße und Nerven wieder zusammen.

**Die anderen begrüßen solche optischen Korrekturen.**

Was die Wiederherstellungschirurgie inzwischen leisten kann, zeigt der Fall von Xiau Liewen, deren Gesicht bei einem Unfall fast vollständig verbrannte. Am Universitätsklinikum der TU München rekonstruierte ein Operationsteam in mehreren Eingriffen ihr Gesicht. Dazu züchteten die Chirurgen unter anderem eine komplett neue Nase aus dem Bauchgewebe des Mädchens, die später in ihr Gesicht verpflanzt wurde. Die Haut für die Nase holten sich die Chirurgen aus der Stirn, die Knorpel aus der Ohrmuschel und die Knochen aus den Rippen.

Dass sich die junge Chinesin heute wieder auf die Straße traut, hat sie einer Hilfsorganisation zu verdanken, die auch den ärmsten Menschen dieser Welt die Fortschritte der plastischen Chirurgie zukommen lassen will. INTERPLAST ist ein Zusammenschluss von Ärzten mehrerer Fachdisziplinen, die ihre freie Zeit zur Verfügung stellen und unentgeltlich Menschen operieren, die durch Krieg oder Krankheiten entstellt oder verstümmelt wurden und sonst nicht die geringste Chance einer angemessenen Behandlung hätten. Wie zum Beispiel Patienten mit Noma, einer Infektion, die große Teile des Gesichts zerfrisst. Davon betroffen sind vor allem Kinder, die wegen ihres erschreckenden Aussehens oft aus der Gemeinschaft ausgestoßen werden. Die Operation solcher Defekte erfordert die ganze Kunst der plastischen Chirurgie und gibt den Kindern nicht nur ihr Antlitz, sondern auch ihre Menschenwürde zurück. Die Hilfsorganisation schickt jährlich etwa 25 komplette Operationsteams in alle Teile der Welt. Bei ihren dreiwöchigen Einsätzen behandeln sie bis zu 160 Patienten. Damit tragen diese engagierten Ärzte dazu bei, dass die plastische, rekonstruktive und ästhetische Chirurgie kein Privileg der Wohlstandsgesellschaft bleibt, sondern auch jenen hilft, die am schlimmsten von Entstellungen betroffen sind. Wer sollte sich da noch über ein paar geglättete Fältchen aufregen!

# 50 … weil Ärzte schweigen dürfen, wo andere reden müssen

**Patienten können mit dem Arzt über alles reden – ohne befürchten zu müssen, dass etwas davon nach außen dringt. Die ärztliche Schweigepflicht ist ein ehernes Gebot in der Medizin.**

Als Gerichtsmediziner des Kölner *Tatorts* beugt sich Joe Bausch mürrisch über den Seziertisch und begutachtet die Opfer von Gewaltdelikten. Im echten Leben ist er Gefängnisarzt in der Justizvollzugsanstalt Werl und kümmert sich um die Gesundheit von Mördern, Vergewaltigern, Betrügern und Drogendealern. In seinem Buch *Knast* erzählt Bausch über seine langjährigen Erfahrungen als Arzt, der hinter Gittern praktiziert. Die Häftlinge gewähren ihm oft tiefe Einblicke in die Abgründe ihrer Seele, weil sie wissen, dass er zum Schweigen verpflichtet ist. Bausch erfährt Dinge, die niemals sonst jemandem zu Ohren kommen. Manche Gefängnisinsassen geben sogar Delikte zu, für die sie noch gar nicht bestraft wurden. Selbst darüber hat der Gefängnisarzt zu schweigen, es sei denn, ein anderer sitzt bereits für die Straftat ein. Meldung muss er allerdings machen, wenn er von seinen Patienten etwas erfährt, das die Sicherheit oder Gesundheit der Mitgefangenen in Gefahr bringt. Alle anderen Informationen sind streng vertraulich zu be-

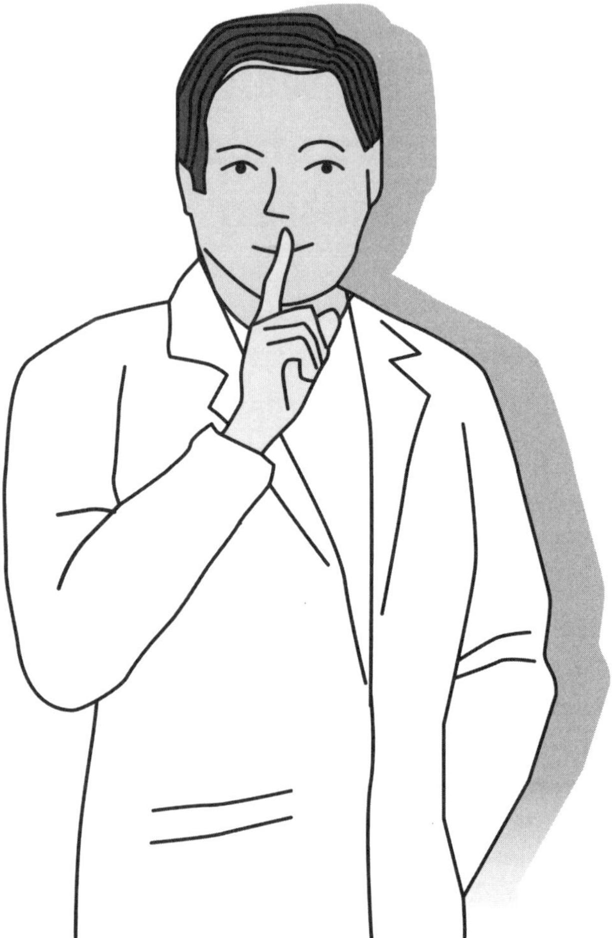

handeln – so verlangt es das ärztliche Standesrecht, das im Gefängnis ebenso gilt wie in jeder Praxis oder Klinik.

Die ärztliche Schweigepflicht ist das höchste Gut in der Beziehung zwischen Arzt und Patient – und eine der ältesten Regeln des ärztlichen Berufsstands. »Was ich bei der Behandlung oder außerhalb meiner Praxis im Umgang mit Menschen sehe oder höre, das man nicht weiterreden darf, werde ich verschweigen und als Geheimnis bewahren«, heißt es bereits im Eid des Hippokrates. Seit der Antike hat diese ärztliche Selbstverpflichtung Gültigkeit und ist bis heute eine der höchsten Berufs- und Standespflichten des Arztes. Das Strafgesetz und die ärztliche Berufsordnung nehmen die Schweigepflicht sehr ernst. Bei Verstößen dagegen müssen Ärzte mit hohen Geldstrafen oder sogar Haft bis zu einem Jahr rechnen. Außerdem droht ihnen der Verlust der Approbation. Auch Geistliche, Anwälte oder Steuerberater unterliegen einer Schweigepflicht, doch für die Medizin hat sie einen ganz zentralen Rang. Patienten müssen sich darauf verlassen können, dass keine Informationen, die sie preisgeben, das Behandlungszimmer verlassen. Nur wenn Patienten ihrem Arzt in dieser Hinsicht vertrauen können, werden sie sich ihm auch anvertrauen. Dies wiederum ist eine wichtige Voraussetzung für eine angemessene und erfolgreiche Behandlung des Patienten.

**Die ärztliche Schweigepflicht ist das höchste Gut in der Beziehung zwischen Arzt und Patient.**

Die gesetzlich klar formulierten Regeln der Schweigepflicht schützen den Arzt aber auch vor Gewissenskonflikten und vor der Zudringlichkeit von notorisch neugierigen Zeitgenossen. »Darüber darf ich nicht sprechen« ist eine Antwort, die am ehesten akzeptiert wird, wenn sie von Ärzten kommt. Dabei ist die Schweigepflicht so umfassend, dass ein Arzt weder der Polizei noch dem Ehepartner oder Arbeitgeber des Patienten Rede und Antwort schuldet. Nicht nur die Preisgabe von Details über Krankheiten oder Verletzungen ist tabu, Ärzte dürfen noch nicht einmal darüber sprechen, dass überhaupt ein Behandlungsverhältnis zu einem Patienten besteht. Auch andere Details aus dem Leben der Patienten, etwa über ihre finanzielle Lage oder ihre sexuelle Orientierung, dürfen nicht an Dritte weitergegeben werden. Und selbst nach dem Tod eines Patienten hat der Arzt Stillschweigen über dessen medizinische und persönliche Belange zu wahren.

Nur in ganz wenigen Fällen ist die Schweigepflicht ausgesetzt – etwa bei meldepflichtigen Krankheiten wie Masern und Tollwut oder bei bestimmten Daten, die Krankenkassen für die Kostenabrechnung brauchen. Außerdem dürfen Ärzte ihr Schweigen brechen, wenn sie davon ausgehen müssen, dass sonst dem Patienten oder anderen Personen Schaden zugefügt wird. Das gilt zum Beispiel, wenn der Patient einen Selbstmord oder eine Straftat ankündigt oder wenn der Arzt Verdacht schöpft, dass ein Kind misshandelt wird. Auch ist Ärzten freigestellt, die Führerscheinbehörden zu benachrichtigen, wenn beispielsweise ein Epilepsiepatient entgegen ärztlichem Rat Auto fährt. Doch in all diesen Fällen ist der Arzt rechtlich nicht zur Offenbarung gezwungen. Vielmehr liegt es in seinem Ermessen, ob er die Geheimhaltung wahrt oder nicht. Nur wenn ein Patient glaubwürdig einen Mord oder einen terroristischen Anschlag ankündigt, können Ärzte rechtlich dafür belangt werden, wenn sie diese Information nicht an Ermittlungsbehörden weitergeben. Gesteht ein Patient aber während der Behandlung, dass er einen Mord oder eine Vergewaltigung begangen hat, ist der Arzt zum Schweigen verpflichtet, weil er nur bevorstehende Straftaten anzeigen darf. Das Einzige, was ihm bleibt, ist, dem Geständigen dazu zu raten, sich von seiner psychischen Last zu befreien und ein Geständnis abzulegen.

# 51 … weil Ärzte mit Wundern zu tun haben

**Arzt zu sein ist wunderbar – weil man täglich dem Wunder Mensch begegnet. Und manchmal sogar Wunderheilungen.**

Ein Mann erwacht nach 19 Jahren aus dem Wachkoma, die Ärzte hatten ihn längst aufgegeben. Ein anderer Patient mit schweren Verschleißerscheinungen am Hüftgelenk soll operiert werden. Wenige Tage vor dem Termin sind alle Beschwerden wie weggeblasen, auch der Kernspin-Befund ist normal. Eine Frau erkrankt an Lungenkrebs, der Tumor ist nicht mehr zu operieren. Die Chemotherapie bricht sie wegen starker Nebenwirkungen ab und verweigert jede andere Behandlung. Dennoch lebt sie fast 15 Jahre beschwerdefrei weiter, bis sie an einer anderen Krankheit stirbt. Bei der Obduktion finden die Ärzte vom Krebsleiden keine Spur mehr.

**Bei einigen wenigen Patienten geschieht tatsächlich Rätselhaftes.**

Fast jeder Arzt hat solche wundersamen Geschichten schon einmal erlebt: Krankheiten verlaufen plötzlich viel positiver als erwartet, ohne dass es eine medizinische Erklärung dafür gibt. Zwar entpuppen sich »Spontanheilungen« bei genauerer Prüfung mitunter als Fehldiagnose, doch bei einigen wenigen Patienten geschieht tatsächlich Rätselhaftes. Bei Krebspatienten etwa kommt es immer wieder vor, dass der Tumor allem Anschein nach von selbst verschwindet. Onkologen sprechen dann von Spontanremission – ein Phänomen, das inzwischen auch das Interesse der Wissenschaft geweckt hat. Seit einigen Jahren sammeln internationale Forschergruppen alle verfügbaren Daten über solche unerwarteten Genesungen. Ihren vorsichtigen Schätzungen zufolge entfällt auf 60 000 bis 100 000 bösartige Krebserkrankungen eine Spontanremission. Zum Vergleich: Die Wahrscheinlichkeit, im Lotto zu gewinnen, liegt bei 1 zu 14 Millionen. Die Chance, eine wundersame Heilung zu erleben, ist zwar sehr gering, aber durchaus im Bereich des Vorstellbaren.

**Schon Hippokrates wusste, dass der Arzt nur kurieren kann, der Körper aber von alleine gesunden muss.**

Der Krebsspezialist Herbert Kappauf hat sich intensiv mit der spontanen Rückbildung von Tumoren befasst und mehr als 1000 wissenschaftlich dokumentierte Fälle analysiert. Sein Fazit: Niemand sollte auf solche »Wunderheilungen« hoffen – aber dennoch gehören sie keineswegs in den Bereich der Esoterik. Vielmehr sind Spontanremissionen ein medizinisches Rätsel, dessen Aufklärung mehr als lohnend ist. Denn wenn die Wissenschaft wüsste, welche Kräfte eine tödliche Krankheit in die Flucht schlagen können, ließen sich daraus neue onkologische Therapien ableiten. Medizinische »Wunder« beflügeln den Forschergeist, weil hinter unerwarteten Genesungen vielleicht Gesetzmäßigkeiten stecken, die noch nicht entschlüsselt sind. Für künftige Forschergenerationen bleibt da viel zu tun.

»Wer nicht an Wunder glaubt, ist kein Realist« lautet einer der viel zitierten Sätze des bekannten Krebsspezialisten Walter Gallmeier. Will heißen: Das biologische System des Menschen ist so komplex, dass die Medizin immer wieder mit Ereignissen konfrontiert wird, die nach dem bisherigen Stand des Wissens unerklärbar sind.

Das gilt nicht nur für die seltenen und spektakulären Fälle von Spontanheilung, sondern auch für die Vielzahl der ganz alltäglichen Heilungswunder, die Ärzte erleben. Dahinter steckt ein Prinzip, dessen Erforschung erst begonnen hat: die körpereigenen Heilungskräfte. Schon Hippokrates wusste, dass der Arzt nur kurieren kann, der Körper aber von alleine gesunden muss. Solange Ärzte nicht unter Allmachtsfantasien leiden, ist ihnen bewusst, dass ihre Therapien bloß jene Voraussetzungen schaffen, die es dem Körper ermöglichen, sich selbst wieder in Ordnung zu bringen: Das Nähen einer Platzwunde verheilt nicht den Riss – das erledigen körpereigene Systeme selbst. Der gebrochene Arm wird nicht durch den Gips repariert, vielmehr unterstützt die Fixierung das Zusammenwachsen des Knochens. Selbst nach einem Schlaganfall ist das Gehirn in der Lage, sich zu regenerieren – falls ihm dabei mit gezielten Maßnahmen geholfen wird. Körpereigene regenerative Prozesse werden nicht nur bei Krankheiten und Verletzung in Gang gesetzt, vielmehr sind sie der ständige Begleiter des Menschen. Jede Sekunde reparieren körpereigene Enzyme Defekte in der DNA. Die Haut erneuert sich alle 120 Tage selbst. Die Leber kann den Verlust von 50 Prozent ihrer Zellen innerhalb von Stunden kompensieren. Und während seines ganzen Lebens bildet der Mensch 6000-mal mehr neue Zellen, als die Milchstraße Sterne zählt.

Das größte medizinische Wunder ist der Mensch selbst – wir Ärzte können es jeden Tag erleben und entdecken.

# 52 ... weil Ärzte Topathleten zu Höchstleistungen verhelfen

**Spitzensportler geben im Wettkampf alles, gehen bis an ihre Grenzen, manchmal auch darüber hinaus. Sie trotzdem gesund zu halten ist Aufgabe der Sportmedizin.**

Mikkeline Kierkgaard, dreifache dänische Meisterin im Eiskunstlauf, wollte ihre Karriere im Paarlauf in Deutschland fortsetzen. Gemeinsam mit Norman Jeschke legt sie einen furiosen Start hin, die deutsche Meisterschaft scheint sicher. Im Oktober 2002 stürzt sie beim Training, die Ärzte im Krankenhaus diagnostizieren eine schwere Gehirnerschütterung. Aber bald ist Kierkgaard wieder auf den Beinen und setzt ihr Training fort, obwohl sie ständig unter Infektionen und Sehstörungen leidet. Nach mehrfachen Ohnmachtsanfällen schickt der Sportarzt sie ins Krankenhaus – mit der eindringlichen Aufforderung an die Ärzte, Kierkgaards Herz intensiv zu untersuchen. Diese Anweisung habe ihr das Leben gerettet, sagt die Dänin. Die Untersuchung ergab eine Entzündung des Herzmuskels – für Sportler ein lebensgefährliches Risiko, denn bei starker Belastung kann es zu Herzversagen kommen.

Hochleistungssportler brauchen spezielle medizinische Betreuung, denn sie muten ihrem Körper übermenschliche Anstrengungen zu. Hundert-Meter-Läufer etwa beschleunigen in der Startphase ihres Sprints schneller als ein Porsche. An ihrer Achillessehne zerrt eine Kraft, die dem Gewicht einer knappen halben Tonne entspricht. Und Radprofis kommen bei ihrem Rennen über 200 Kilometer Passstraße mit so wenig Nahrungsenergie aus, dass ein Motorrad mit Sprit des gleichen Brennwerts kaum in Fahrt käme.

**Hochleistungssportler muten ihrem Körper übermenschliche Anstrengungen zu.**

Solche titanischen Leistungen lassen sich nur bei bester Gesundheit und höchster Fitness vollbringen. Deshalb sind Mediziner mit einer Zusatzausbildung in Sportmedizin für den Profisport unverzichtbar. Sie überwachen den Gesundheitszustand der Athleten, stellen Diagnosen über ihre Leistungsfähigkeit, geben Ernährungsempfehlungen, wirken bei der Gestaltung von Trainingsplänen mit und verhängen wenn nötig auch Sportverbot. Bei Verletzungen leisten die medizinischen Sportexperten rasche Hilfe und beurteilen, wann ein Sportler wieder einsatzfähig ist.

Für Athleten in den Bundeskadern fast aller Sportdisziplinen ist eine jährliche Gesundheitsvorsorgeuntersuchung durch einen sportmedizinisch ausgebildeten Arzt Pflicht. Ein Muss ist die spezielle medizinische Betreuung der Mannschaften auch bei Europa- oder Weltmeisterschaften – von der Trainingsphase über den Wettkampf bis hin zur medizinischen Auswertung der Ergebnisse. Bei sportlichen Großereignissen wie den Olympischen Spielen kümmert sich ein 15- bis 20-köpfiges Ärzteteam um die großen und kleinen Blessuren der Athleten. Außerdem muss der leitende Teamarzt der Olympiamannschaft dem Veranstalter mitteilen, welche Medikamente die Sportler im Gepäck haben. Verantwortungsvolle Ärzte lassen einen Dopingverdacht gar nicht erst aufkommen, denn im medizinischen Sinn gilt Doping als vorsätzliche Körperverletzung und ist mit dem Arztberuf völlig unvereinbar.

Übrigens haben Ärzte schon bei den Olympischen Spielen des Altertums mitgewirkt. Sie waren meistens gleichzeitig die Trainer der Athleten und mussten oft ihre ganze ärztliche Kunst aufwenden, um ihre Schützlinge nach den martialischen Box- und Ringkämpfen wieder zusammenzuflicken.

Die moderne Sportmedizin ist keineswegs eine Exklusivdisziplin für Profisportler, ganz im Gegenteil – etwa 1,5 Millionen Freizeitsportler verletzen sich jährlich in Deutschland so schwer, dass sie ärztliche Hilfe brauchen. Der Freizeitsport wird quer durch alle Altersgruppen immer beliebter und auch immer anspruchsvoller, siehe Mountainbiken, Rafting, Marathon – um nur einige der heute beliebten Sportarten zu nennen. Deshalb interessieren sich inzwischen auch sportliche Laien zunehmend für sportmedizinische Leistungsdiagnosen und individuelle Trainingsempfehlungen – medizinische Dienstleistungen, die bis vor wenigen Jahren nur von Profis nachgefragt wurden. Auch andere sportmedizinische Errungenschaften haben ihren Weg inzwischen vom Spitzensport in den Breitensport gefunden – von der Sportkleidung mit eingebauten Messsensoren bis zu orthopädisch ausgefeilten Hightech-Joggingschuhen.

**Ärzte wirkten schon bei den Olympischen Spielen des Altertums mit.**

Weniger spektakulär, dafür umso wichtiger ist die Bedeutung der Sportmedizin beim Vorbeugungs- und Gesundheitssport für breite Bevölkerungsschichten und bei der Rehabilitation von Erkrankten. Immer mehr Menschen leiden unter Bluthochdruck, Herzkrankheiten, Diabetes, Rückenschmerzen oder Fettleibigkeit – typische Zivilisationskrankheiten, die mit richtig dosierten Bewegungsprogrammen wirksam therapiert werden können oder gar nicht erst auftreten. Deshalb spielt die Sportmedizin, die früher eher ein Schattendasein führte, eine immer wichtigere Rolle im Gesundheitswesen.

Auch in Zukunft werden sportmedizinisch ausgebildete Ärzte Tennisarme, Fußballerknie, Skidaumen, Boxernasen, Ringerohren oder Läuferanämien diagnostizieren und therapieren. Doch längst interessiert sich die Sportmedizin auch für die genetischen Grundlagen der athletischen Leistungsfähigkeit. Sportmediziner der TU München haben bereits mehr als 160 Gene identifiziert, die damit in Verbindung stehen, darunter das sogenannte »Speed-Gen« ACTN3, das die Kraftentwicklung und Kontraktionsgeschwindigkeit der Muskelfasern beeinflusst.

Die Möglichkeit, potenzielle Sportasse anhand des Genprofils zu identifizieren, liegt allerdings noch in weiter Ferne. Nur ein einziges Mal ist es Forschern bislang gelungen, die außergewöhnliche Leistungskraft eines Sportlers bis in die Gene zurückverfolgen. Der schmächtige finnische Skilangläufer Eero Mäntyranta holte bei den Olympischen Winterspielen 1964 zwei Goldmedaillen. Wiederholt geriet er in den Verdacht, gedopt zu haben, was er jedoch stets bestritt. Erst drei Jahrzehnte später kamen Molekularbiologen seinem Erfolgsgeheimnis auf den Grund: Seine Vorfahren hatten ihm eine seltene Genmutation vererbt, die bewirkt, dass das Blut extrem viel Sauerstoff aufnehmen kann. Die Rezeptoren für das als Dopingmittel bekannte Blutbildungshormon Epo waren Mäntyranta quasi von Mutter Natur großzügig mitgegeben worden.

# 53 ... weil Ärzte mit Bits und Bytes arbeiten

**Die Informationstechnologie wird das Skalpell als das klassische Werkzeug der Medizin ersetzen. Wir wagen einen Blick ins Jahr 2022.**

Erinnert sich noch jemand an das Gesundheitswesen à la Bismarck, das den Weg zu einem wirklich vernetzten Gesundheitssystem jahrzehntelang blockiert hat? Schnee von gestern! Heute hat die digitale Revolution die medizinische Versorgung von Grund auf verändert. Das Gesundheitswesen funktioniert nach den Prinzipien des iPhones: Im Netz der Gesundheit hat der Patient jederzeit von jedem Ort aus und sprachgesteuert Zugriff auf die Service- und Informationsapps der Gesundheitsakteure – ob Einzelpraxis oder Krankenhaus, Apotheke oder Pharmakonzern, Physiotherapeut oder Krankenkasse. Der Patient, der heute auch Kunde ist, wird nicht mehr länger nur medizinisch behandelt, sondern handelt mit den selbst ausgewählten Geschäftspartnern in Kliniken, Reha-Einrichtungen oder Arztpraxen seine Konditionen aus: Wird die Treue zu einem Anbieter mit Extraleistungen belohnt? Gibt es Frühbucherrabatte für Klinikzimmer? Welche Preisabschläge werden gewährt, wenn man die Gallenblasenoperation mit der Nasenkorrektur verbinden möchte? Der Patient ist sich seiner Marktmacht bewusst. Keiner betritt heute noch eine Klinik oder eine Arztpraxis, ohne sich vorher bei einem Qualitätsportal oder seinen sozialen Netzwerken informiert zu haben. Der Anbieter mit der besten Bewertung für die jeweilige Behandlung wird als Gesundheits- und Geschäftspartner ausgewählt.

Das jahrzehntelange und immer absurdere Ringen um die elektronische Gesundheitskarte haben Facebook, Google & Co. für sich entschieden. Sie haben dafür gesorgt, dass heute jeder Bürger eine Lebensgesundheitsakte hat, in der die gesamte individuelle Krankengeschichte und alle relevanten Untersuchungsbefunde gespeichert sind. Jede neu hinzugefügte Information kann sofort mit den passenden aktuellsten Forschungsergebnissen, Therapiemöglichkeiten und Warenangeboten abgeglichen werden. Auch beim Einkaufen im Supermarkt stimmen sprechende Einkaufswagen ihren Inhalt mit der Lebensgesundheitsakte des Kunden ab. Der Griff zum falschen, ungesunden Produkt kann so korrigiert, die Auswahl der Lebensmittel entsprechend den jeweiligen gesundheitlichen Voraussetzungen getroffen werden. Ob Einzelhändler, Gastronomie oder Möbelhändler, das offizielle Zertifikat »gesundheitsfördernd« ist heute ebenso verbreitet wie früher das Bio-Siegel. Dieses neue Präventionsbewusstsein steigert die Umsätze der Unternehmen und veranlasst die Gesundheitsversicherer, ihre Kunden mit Rabatten auf die Beiträge zu belohnen.

**Die digitale Revolution hat die medizinische Versorgung von Grund auf verändert.**

Informations- und Kommunikationstechnologien sind heute das wichtigste Werkzeug der Medizin. Kaum vorstellbar, dass sie noch vor weniger als einem Jahrzehnt im Gesundheitswesen überwiegend zu Dokumentations- und Abrechnungszwecken benutzt wurden. Damals war der IBM-Supercomputer Watson als medizinisches Expertensystem ein viel bestauntes Unikat, heute arbeiten seine Nachfolgemodelle an allen Kliniken. Diese Expertensysteme werden mit den Informationen der Lebensgesundheitsakte eines einzelnen Patienten gefüttert und gleichen sie mit der kompletten

Lebensgesundheitsakte

global verfügbaren medizinischen Literatur ab, um eine optimale Therapie zu finden. Die Krankenhäuser werben heute nicht mehr mit der Facharztqualifikation einzelner Mitarbeiter, sondern mit der Summe der Facharztjahre, die in ihren IT-Systemen stecken. Selbst kleine Krankenhäuser haben heute mehr ärztliches Wissen zu bieten als die Hochleistungs-Universitätskliniken von früher.

Und wo sind die Ärzte geblieben? Dort, wo sie eigentlich schon immer sein sollten: ganz nah am Patienten! Der Arzt kennt die Krankengeschichte seiner Patienten ebenso gut wie seine kleinen und großen Schwächen, sein privates ebenso wie sein berufliches Umfeld. Die Mediziner haben ihre primären ärztlichen Kompetenzen neu definiert und verstehen sich heute vor allem als Lebensbegleiter und Problemlöser ihrer Patienten – im Krankheitsfall und an gesunden Tagen. Die Qualität des Arztes misst sich an dem, was sich nicht an Bits und Bytes delegieren lässt: Vertrauen, Verantwortung, Empathie und Menschlichkeit.

Betrachtet man nun wieder die Gegenwart, zeigt sich, dass diese Zukunft längst begonnen hat. Noch bevor Patienten mit ihren Beschwerden zum Arzt gehen, fragen sie bei »Doctor Google« an. Beim Klinikbewertungsportal www.qualitätskliniken.de gibt es aufschlussreiche Qualitätsinformationen zu fast allen deutschen Krankenhäusern. Längst haben Facebook, Google, Microsoft und Apple den Gesundheitsmarkt ins Visier genommen. Für die Smartphones dieser Welt stehen derzeit mehr als 20 000 unterschiedliche Gesundheits-Apps zum Download bereit. In Großbritannien sollen solche Apps demnächst sogar verschreibungsfähig werden. Statt eines Medikamentenrezeptes für die Apotheke gibt es dann den Zugangscode für den App Store, und die Patienten laden sich die passende App herunter, die ihnen hilft, besser mit ihrem Bluthochdruck, ihrem Diabetes oder ihrem Übergewicht klarzukommen. Der Patient kann seinen Blutzuckerspiegel oder sein Gewicht dokumentieren, archivieren und überwachen oder den Blutdruck perfekt mit der Tablettenmenge kalibrieren.

Je besser die Informations- und Wissenslage, umso besser die Medizin, das galt schon immer. Weil Ärzte gute Arbeit leisten wollen, werden sie die IT-Möglichkeiten des 21. Jahrhunderts nicht nur nutzen, sondern mitgestalten. Willkommen in einer Zukunft, die nur einen Klick entfernt ist.

# 54 … weil Ärzte Science-Fiction-Helden sind

**»Ich bin Arzt und kein Zauberer«, pflegte Dr. McCoy zu sagen. Da untertrieb der berühmte Arzt der Enterprise aber gewaltig!**

Ihr Arbeitsplatz ist die ferne Zukunft, ihre Patienten kommen aus allen Ecken des Universums, und ihre Hightechinstrumente inspirieren die Forschung der Gegenwart. Ärzte sind ein Muss im Science-Fiction-Genre – kein Raumschiff, das ohne Arzt und Krankenstation die unendlichen Weiten des Weltalls bereist. Der bislang wohl erfolgreichste Sci-Fi-Held ist Dr. Who aus der gleichnamigen britischen TV-Serie. Seit mehr als 50 Jahren reist der Doktor in einer altmodischen blauen Notruf-Telefonzelle namens TARDIS durch die Epochen und durchs All. Er ist ein Außerirdischer mit einem durchaus arzttypischen Faible für die Spezies Mensch. Bei seinen Missionen rettet der zeitreisende Doktor, der stets ein Stethoskop in der Jackentasche hat, nicht nur Menschenleben, sondern gerne auch mal das ganze Universum.

Seit erstaunlichen 400 Jahren schon ist Dr. Eric Manoli im Universum unterwegs. Lebensverlängernde Zellduschen machen dem Arzt und Begleiter von Perry Rhodan diese beachtliche Leistung möglich. Die Heftromane über die orbitalen Abenteuer von Perry Rhodan sind Kult – seit 1961 erscheinen sie ununterbrochen wöchentlich. Mittlerweile ist man im 50. Jahrhundert angekommen, einer fernen Welt, in der der Arzt zwar immer noch von Hand operiert, eine ganze Menge Hightech-Assistenzsysteme seine Arbeit allerdings erheblich erleichtern: Energiefelder stützen und massieren innere Organe und können deren Funktion sogar kurzfristig übernehmen. Medo-Roboter mit integrierten Diagnose- und Therapieprogrammen ersetzen das Notfallpersonal und übernehmen Erstversorgung, Stabilisierung und den Transport von Verletzten. Selbst abgetrennte Arme oder zerschossene Lungen sind keine medizinische Herausforderung mehr – alle Organe und Gliedmaßen können aus dem Zellmaterial des Patienten in hyperenergetisch durchfluteten Brutschränken innerhalb von Stunden nachgezüchtet werden.

Von solch traumhaften Zuständen – praktisch jederzeit verfügbare maßgeschneiderte Organe – ist die echte Medizin zwar noch weit entfernt. Doch immerhin gedeihen bereits heute Haut, Adern, Harnröhren, Blasen und Speiseröhren in den Forschungslaboren. In einer Art Bioreaktor sind sogar schon Herzmuskeln gezüchtet worden, bisher aber nur aus Mäusezellen. Andere Science-Fiction-Praktiken sind allerdings schon Wirklichkeit geworden. Die bionische Handprothese etwa, für die der Jedi-Ritter Anakin Skywalker alias Darth Vader aus *Star Wars* Pate stand. Der Durchbruch gelang einer europäischen Forschergruppe, die 2009 erstmals einen Patienten mit einer Cyberhand versorgte. Die Handprothese wird vom Gehirn gesteuert und weist fast so viel Tastsinn auf wie eine unversehrte Hand.

**Manche Science-Fiction-Visionen sind schon Wirklichkeit geworden.**

Auch die Idee zum Cyber-Skalpell ist von Science-Fiction-Helden inspiriert. John Adler, Gehirnchirurg an der Stanford University, war fasziniert von Dr. McCoys unblutigen Operationsmethoden und konstruierte ein Gerät, das Tumore per Ionenstrahl mit

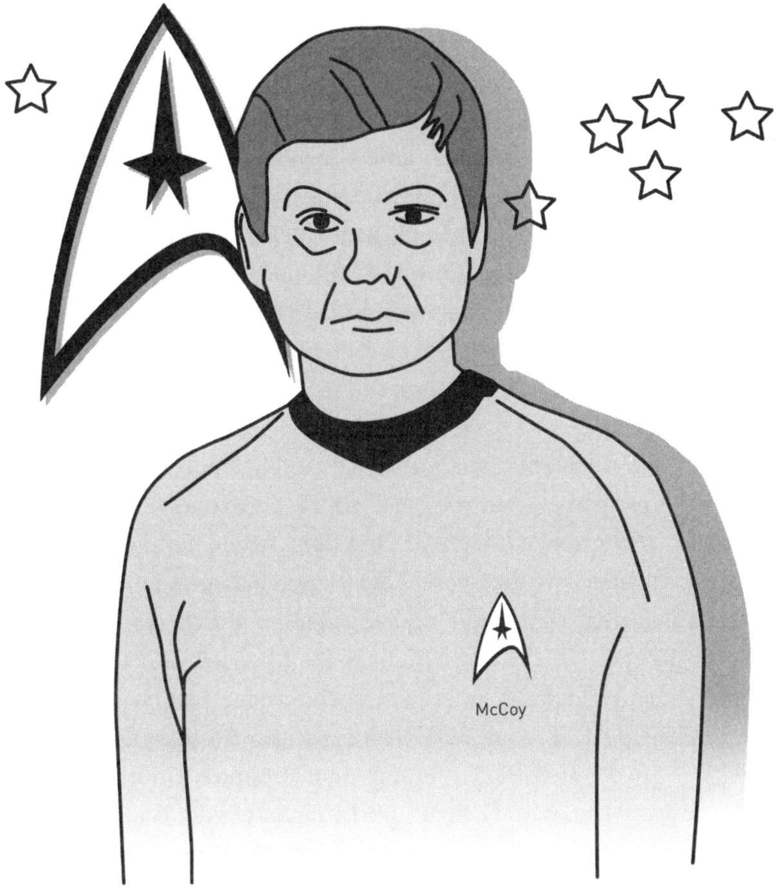


größter Präzision zerstört – völlig unblutig und schmerzlos. Inzwischen ist das Cyber-Skalpell eine unverzichtbare Methode in der Krebstherapie.

Und nicht nur das Cyber-Skalpell wurde auf Anregung von Dr. Leonard Horatio McCoy, dem fürsorglichen Bordarzt aus der *Star Trek*-Serie, entwickelt. Auch sein berühmter »Tricorder« ist auf dem besten Weg, Wirklichkeit zu werden. Das handliche Diagnosegerät überzeugte dadurch, dass sich damit sämtliche Lebenszeichen vom Puls bis zum Blutbild eines Patienten überprüfen ließen und es so auf Anhieb eine Diagnose zu machen erlaubte. An der medizinischen Killerapplikation aus dem 23. Jahrhundert hat eine amerikanische Stiftung jetzt solchen Gefallen gefunden, dass sie mit einem Preisgeld von 10 Millionen Dollar Forscher dazu motivieren will, ein mobiles Gerät zu entwickeln, das Diagnosen so zuverlässig stellen kann wie ein Arzt – und sie so verständlich machen kann, dass auch medizinische Laien erkennen können, was zu tun ist.

Für den medizinischen Fortschritt sind Science-Fiction-Serien wahre Fundgruben. Sie zeichnen ein fantasievolles Bild der immensen technischen Möglichkeiten und setzen scheinbar völlig verrückte Ideen in die Welt. Zum Beispiel, dass man Ärzte auf Miniaturformat schrumpft und im U-Boot durch den menschlichen Körper schickt. So geschah es Dr. Michaels und Dr. Duval, den beiden Helden des amerikanischen Science-Fiction-Films *Die phantastische Reise* von 1966. Trotz heftiger Antikörper-Angriffe gelang ihre Mission, sie entfernten dem Patienten ein inoperables Blutgerinnsel aus dem Gehirn – und offenbarten der Nachwelt eine völlig neue Art des medizinischen Eingriffs. Zum Glück ist die Miniaturisierung von Ärzten immer noch reine Fiktion, doch die Idee, von Menschen gesteuerte Minimaschinen als medizinische Helfer durch den Körper zu schicken, wird immer konkreter. Die Nanomedizin forscht mit Nachdruck an solchen Methoden, und schon bald könnten sogenannte Nanobots Tumorzellen suchen oder Nervenbahnen reparieren. Damit würde die Pionierarbeit der Science-Fiction-Ärzte die Medizin einmal mehr revolutionieren.

# 55 ... weil Arztsein glücklich macht

**Das Beste zum Schluss: Ärzte gehören zu den Gewinnern auf dem Glücksindex der Berufe.**

Jetzt bin ich beim letzten Kapitel angekommen und muss zugeben, dass ich den schönsten Grund, Arzt zu werden, bislang verschwiegen habe: Es gibt keinen Beruf, der glücklicher macht. Eine ziemlich steile These? Naives Positivdenken? Reine Provokation? Mitnichten! Der Öffentlichkeit wird gebetsmühlenartig suggeriert, Ärzte seien in ihrer Arbeit notorisch frustriert, bis zum Umfallen gestresst und immer kurz davor, alles hinzuschmeißen. Fragt man die Ärzteschaft selbst, kommt ein ganz anderes Bild ans Licht. Die überwältigende Mehrheit der Ärzte bewertet ihren Beruf sehr positiv: 98 Prozent beurteilen ihre Arbeit als nützlich und sinnvoll, 93 Prozent macht die Arbeit Spaß, und 90 Prozent sind mit ihrer Tätigkeit zufrieden – mit so hohen Werten kann kaum ein anderer Berufsstand aufwarten. Zudem würden 82 Prozent der Befragten jederzeit wieder Arzt werden, und 81 Prozent bezeichnen ihren Beruf als ihre Berufung.

**Die überwältigende Mehrheit der Ärzte bewertet ihren Beruf sehr positiv.**

Zu diesen bemerkenswerten Ergebnissen kam Anfang 2012 eine repräsentative Umfrage des Instituts für angewandte Sozialwissenschaften. Zwar ergab diese Befragung auch, dass sich 57 Prozent der Ärzte mehr Zeit für ihre Patienten wünschen und 51 Prozent eine bessere Vereinbarkeit von Beruf und Familie, doch unterm Strich wiegen die positiven Aspekte des Arztberufs seine schattigeren Seiten eindeutig auf. Keine Frage, Arbeit allein macht keinen Menschen glücklich. Zu einem glücklichen Leben gehört das Vergnügen ebenso wie die Sinnstiftung. Die Glücksforschung hat aber herausgefunden, dass das tätige Leben den größten Einfluss darauf hat, ob jemand sich glücklich fühlt oder nicht.

**Zu einem glücklichen Leben gehört das Vergnügen ebenso wie die Sinnstiftung.**

Ihren Ergebnissen zufolge sind Menschen offenbar dann glücklich, wenn sie eine Aufgabe haben, die sie herausfordert, und sie sind glücklich, wenn sie sich einer Beschäftigung widmen, die ihnen sinnvoll erscheint. Diese beiden Schlüssel zum Glück sind in kaum einem anderen Beruf so eindeutig gegeben wie in dem des Arztes. Jeder Patient, jeder Krankheitsverlauf, jede medizinische Innovation, jeder neue Behandlungsstandard und jede gesundheitspolitische Neuerung fordert Ärzte heraus, maßgeschneiderte und zugleich verantwortungsvolle Problemlösungen zu finden. Weiß Gott kein einfacher Job – aber wenn er annähernd gelingt, eine zutiefst befriedigende Erfahrung.

Auch dafür halten die Glücksforscher eine Erklärung bereit. Sie haben beobachtet, dass glückliche Momente immer dann entstehen, wenn die zu bewältigende Aufgabe nichts mit öder Routine zu tun hat, sondern besonders kompliziert ist. Flow nennt der Psychologe und Glücksforscher Mihály Csíkszentmihályi das Phänomen, dass Menschen hochkonzentriert und hochmotiviert in einer Tätigkeit aufgehen und dabei ein tiefes Gefühl der Erfüllung empfinden. Voraussetzung dafür ist, dass die Aufgabe Herausforderungen bereithält, an denen man immer weiter wachsen kann, und daran wird es dem Arzt zeit seines Berufslebens ganz gewiss nicht mangeln – allein schon deshalb, weil sich das Wissen in der Medizin fast alle fünf Jahre verdoppelt.

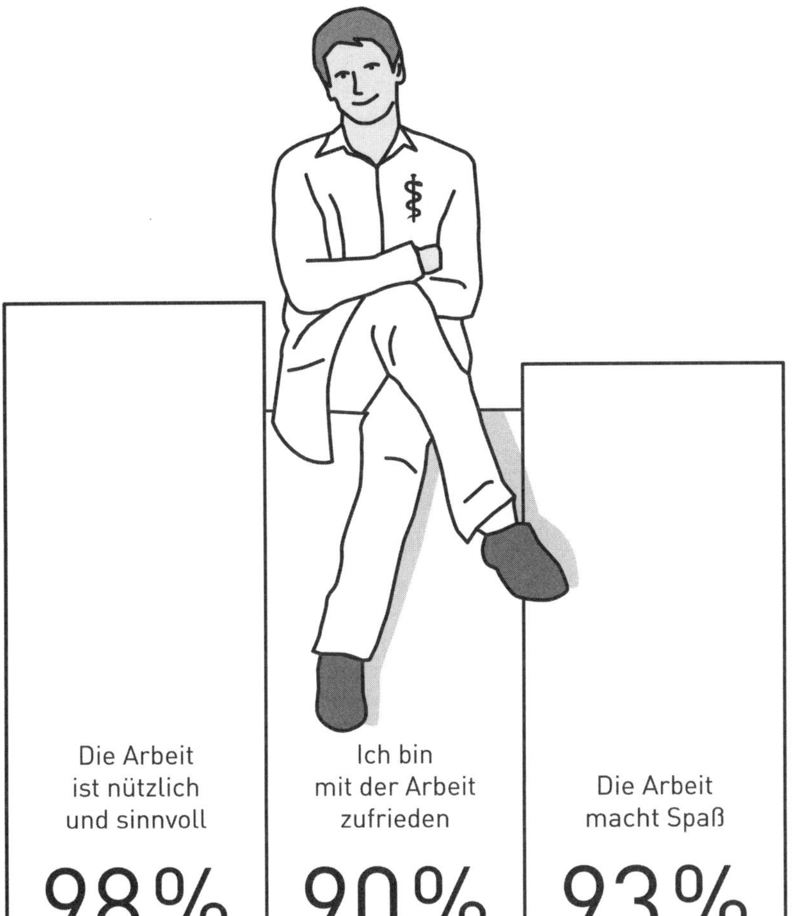
Die Arbeit ist nützlich und sinnvoll
98%
Ich bin mit der Arbeit zufrieden
90%
Die Arbeit macht Spaß
93%

Glücksgefühle entzünden sich auch an Tätigkeiten, die sinnstiftend sind – für sich selbst und für andere. Genau das ist der Kern der ärztlichen Arbeit und für die meisten Ärzte der entscheidende Antrieb, diesen Beruf zu ergreifen: der unmittelbare Einsatz für Menschen, die Hilfe benötigen, das Bedürfnis, mit dem eigenen Wissen und Können, mit Einfühlungsvermögen und Menschenliebe Gutes zu tun. Diese Sinnhaftigkeit und das damit verbundene Glücksgefühl können Ärzte jeden Tag erleben: durch Heilungserfolge, durch die Linderung von Leiden oder dadurch, dass man einem Patienten seine Angst genommen und Hoffnung gegeben hat.

Glücklich macht auch die Dankbarkeit der Patienten, die dem Arzt jeden Tag wieder das Gefühl gibt, etwas Sinnvolles zu tun. Der Arzt und Comedian Eckart von Hirschhausen hat ein Buch über Glück geschrieben und nennt die Grundbedingungen für ein glückliches Leben: »Glück ist nicht die Hauptsache, sondern das Nebenprodukt eines sinnvollen Lebens. Zu tun, was einem entspricht, sich auch auf andere Menschen beziehen, nicht nur auf sich selbst – und ständig dazulernen.« Sofern man die Entscheidung, Arzt zu werden, nicht nur mit dem Verstand, sondern auch mit dem Herzen getroffen hat, sofern man ein Menschenfreund ist und immer neugierig bleibt, macht der Arztberuf mit ziemlicher Sicherheit glücklich. Bei mir funktioniert das jedenfalls seit mehr als 25 Jahren.